Ausgezuckert

Wie du vom Zucker loskommst

Patrick Hundt

www.healthyhabits.de

2., aktualisierte und erweiterte, Auflage

Umschlaggestaltung: Jasmin Schindler
ISBN: 1514203766
ISBN-13: 978-1514203767

Autor

Patrick Hundt ist Blogger bei Healthy Habits. Gemeinsam mit Jasmin Schindler schreibt er über gesunde Gewohnheiten. Mit ihrem Blog helfen dir die beiden dich gesünder zu ernähren, mehr zu bewegen, emotional wohl zu fühlen und persönlich weiterzuentwickeln. Die Website erreichst du unter www.healthyhabits.de.

Vorwort

Es hat sich ausgezuckert! Seit ich erkannt habe, dass Zucker mich träge, dick und krank macht, verzehre ich weit weniger von der süßen Versuchung. Mit diesem Buch möchte ich dir zeigen, wie ein zuckerhaltiges Umfeld und schlechte Gewohnheiten unseren Zuckerkonsum in die Höhe treiben. Die Marmelade zum Frühstück, der Caramel Latte für den Weg und die Schokolade vor dem Fernseher: Das alles sind Gewohnheiten, die unsere Zuckersucht verstärken.

Im zweiten Schritt möchte ich dir helfen vom Zucker loszukommen. Ich halte nichts von radikalem Verzicht und Dauerdiäten. Dafür reicht unsere Willenskraft nicht aus. Aber es geht auch anders. In diesem Buch beschreibe ich meinen Weg zu einem bewussteren Umgang mit Zucker und neuen Gewohnheiten, mit denen ich mich besser fühle und schlank bleibe. Ich bin immer noch süchtig nach Zucker. Dennoch habe ich Routinen gefunden, mit denen ich Süßes genießen kann, ohne immer mehr zu wollen. Mein Ziel ist, dass es sich auch für dich bald ausgezuckert hat.

Inhalt

Meine zuckrige Vorgeschichte

Ich erinnere mich noch, dass es in der Grundschule einen Kiosk gab, in dem ich jeden Tag Süßigkeiten kaufte. In den Pausen verprasste ich dort mein Taschengeld für Schokolade, Fruchtgummi und andere Leckereien. Wer sich das bloß ausgedacht hatte: Ein Laden voller Süßigkeiten in einer Schule! So wurde bei mir früh die Saat für eine lebenslange Zuckersucht gelegt. Das süße Gift hat über lange Zeit mein Leben bestimmt. Schon in jungen Jahren verschlang ich alles, was nur genug Zucker enthielt. Ich war das Kind, das hastig eine Tüte voller Süßigkeiten aufriss und zufrieden lächelte, sobald die Schokolade auf der Zunge schmolz. Süßigkeiten hatten (und haben) bei mir keine lange Halbwertzeit. Wenn ich an Weihnachten Schokolade geschenkt bekam, war sie spätestens an Silvester bereits verputzt. Andere Kinder, die ihren Schokoweihnachtsmann noch an Ostern im Schrank liegen hatten, bestaunte ich ungläubig. Was war denn mit denen los? Wie konnte all das leckere Zeug nur so lange halten? Bei mir wurde nichts alt. Drei oder vier Tage maximal, und das auch nur, wenn ich wirklich viel Süßes auf Vorrat hatte.

So wurde ich schon als Kind immer dicker und hatte in vielerlei Hinsicht darunter zu leiden. Von anderen Kindern wurde ich gehänselt, denn sie konnten brutal ehrlich sein. Ein gesundes Selbstwertgefühl entwickelte ich in dieser Zeit nicht. Auf diesem Gebiet habe ich heute noch einiges aufzuholen. Auch meine Zähne machten mir Probleme. Ein Zahnarztbesuch verlief nie ohne den Einsatz des Bohrers, denn ich hatte vergleichsweise viel Karies. Heute komme ich schon mal ungeschoren durch die Routinekontrolle, aber die Angst ist geblieben. Natürlich wurde ich mit zunehmendem Gewicht auch immer unsportlicher. Wer zu viele Kilos mit sich herumschleppt, wird schließlich erst recht träge. Folglich hatte ich im Sportunterricht immer die schlechtesten Noten.

In meinem 16. Lebensjahr stellte der Schularzt die erste Folge meines Übergewichts fest: Bluthochdruck. Seitdem nahm ich jahrelang Medikamente und musste regelmäßig meinen Blutdruck kontrollieren lassen. Dafür schämte ich mich, denn die Ursache war offensichtlich: schlechte Ernährung und mangelnde Bewegung.

Zum Ende meiner Schullaufbahn hatte ich es mit einer Diät tatsächlich geschafft deutlich abzunehmen. Vielleicht war es Eitelkeit, die mich packte, ich weiß es nicht mehr. Ich verlor jedes überschüssige Kilogramm, indem ich Kalorien zählte und hungerte. Mit viel Willenskraft funktionierte das wunderbar, doch es hielt nicht lange an. Als ich mein Zielgewicht erreicht hatte, begann ich wieder normal zu essen – doch *normal* bedeutete in meinem Fall ungesund. Zunächst verzichtete ich noch teilweise auf Süßigkeiten und aß kleinere Portionen, mit der Zeit wurde es jedoch immer mehr. Mein Gewicht stieg unaufhaltsam an. Nach dem Abitur beschleunigte sich dieser Prozess bei der Bundeswehr. So war das eigentlich nicht gedacht, zumal ich in den ersten Wochen mehr als genug Bewegung hatte. Allerdings war es unter den Wehrdienstleistenden üblich sich im Kasernenkiosk mit Süßigkeiten zu versorgen. Jeder Tag begann mit Schokolade und Fruchtgummi. Am Abend kaufte ich Nachschub. Nur so ließ sich der physische und mentale Stress ertragen. Nach zwei Monaten beendeten wir die Grundausbildung. Die körperlichen Anstrengungen fielen von einem Tag auf den anderen weg – doch die süßen Gewohnheiten blieben. Nun kämpften wir gegen die Langeweile und aßen weiter Schokolade und Gummibärchen.

Anschließend wurde es nicht weniger, sondern *noch* mehr. Zwar nahm ich mir vor, keine Süßigkeiten einzukaufen, sobald ich eine eigene Wohnung haben würde. Schließlich kann ich nicht essen, was nicht im Schrank liegt – doch daraus wurde nichts. Ich hing an meinen Gewohnheiten und kaufte bei jedem Gang zum Supermarkt wieder Süßigkeiten ein. Auch über Süßwaren hinaus ernährte ich mich zuckerhaltig. Zum Frühstück aß ich die Kelloggs-Palette rauf und runter. Alternativ gab es weiße Brötchen mit Nutella und Marmelade – gern auch mal als Snack zwischendurch. Einen Liter Eiscreme konnte ich in einer Viertelstunde vor dem Fernseher vertilgen. Wenn ich in der Stadt unterwegs war, gönnte ich mir etwas vom Bäcker, aber nicht das mit Käse und Salat belegte Vollkornbrötchen, sondern Kuchen, Streuselschnecken, Eclairs, Croissants – einfach alles. Auch die Getränke mussten immer süß sein. Wasser stand nicht auf meinem Speiseplan. Meistens trank ich Cola, Fanta, Eistee und Fruchtsäfte. Als ich etwas mehr auf die Kalorien achtete, stieg ich auf gesüßtes Wasser um, das *nur* 170 Kalorien pro Liter hatte. Wenn ich mal ganz achtsam leben wollte, trank ich Diät-Cola. Damals kam es mir nicht merkwürdig vor, dass es süße Getränke gibt, von denen ich nicht dick werden sollte. Heute kann ich mir das nicht mehr vorstellen, doch dazu kommen wir später.

Bis vor fünf Jahren stieg mein Gewicht immer weiter an. Den traurigen Höhepunkt erreichte es während einer USA-Reise. In meinem New Yorker Hotel war das Frühstück im Preis bereits inbegriffen. Das Frühstück bestand dort nur aus Donuts. Wohl fühlte ich mich dabei nicht, doch sobald der Zucker durch meinen Körper strömte, waren die Bedenken vergessen. Mittags und abends aß ich, was US-Amerikaner gewöhnlich essen: Fast Food. Nach einer Woche stieg mein schlechtes Gewissen in astronomische Höhen. Erschwerend kam hinzu, dass auf jedem Fernsehsender über Fettleibigkeit und Diabetes diskutiert wurde. Das war der berühmte Moment, in dem es *Klick* machte. Ich wusste, dass es so nicht weitergehen konnte. In den letzten Tagen der Reise versuchte ich es mit gesünderer Ernährung. Das ist in den USA nicht immer leicht, denn man muss gezielt danach suchen. Doch mit etwas Mühe und einem Aufpreis gelang mir eine erste kleine Umstellung.

Ich hatte mich bis dahin jahrelang nicht gewogen, um der Wahrheit nicht ins Gesicht sehen zu müssen. Das wollte ich nun nachholen, daher bestellte ich von unterwegs im Internet eine Personenwaage. Dann flog ich nach Hause und war auf alles gefasst. In Deutschland angekommen sah ich der Wahrheit ins Gesicht: 150,6 Kilogramm. Ich hatte auf weniger gehofft, aber diese absurd hohe Zahl war für mich Motivation genug, den Schwung aus den USA mitzunehmen und auf Diät zu gehen. In den folgenden neun Monaten verlor ich 60 Kilogramm.

Ich würde gern sagen, dass die Geschichte hier zu Ende ist. Das ist sie allerdings nicht. Zwar erreichte ich mein Zielgewicht, doch dann kam das, was (fast) immer kommt: der

Jojo-Effekt. Er erwischt etwa 95 Prozent aller Menschen, die auf Diät gehen.[1]

Da ich auch nach meiner Diät noch Kalorien zählte, Sport trieb und manchmal hungerte, stieg mein Gewicht nur langsam an, durchschnittlich um 250 Gramm pro Monat. Das klingt nicht viel, nach vier Jahren sind das jedoch 12 Kilogramm. Ich konnte joggen, so viel ich wollte. Oft fünfmal pro Woche bis zu 20 Kilometer – das Gewicht kam unaufhaltsam zurück. Ich wusste nicht, wie ich damit umgehen sollte, bis ich mich mit dem Thema Zucker auseinandersetzte. Das veränderte alles. Ich reduzierte meinen Zuckerkonsum und verlor infolgedessen ohne zu hungern meine überschüssigen Pfunde. Seitdem halte ich zum ersten Mal in meinem Leben mein Gewicht – ohne Diät, ohne Kalorienzählen, ohne tägliches Wiegen und ohne Joggen.

Diese Veränderung finde ich selbst so beeindruckend, dass ich meine Erfahrungen in diesem Buch weitergeben möchte. Dabei soll es nicht um wissenschaftliche Theorie gehen, sondern die Umsetzung steht im Vordergrund. Schließlich existieren die wahren Herausforderungen in unserem Alltag. Die Ratschläge, die du in diesem Buch findest, befolge ich selbst – mal konsequent, mal weniger –, denn ich bin immer noch zuckersüchtig. Ich erwarte nicht, dass sich das jemals ändert. Aber ich kann heute gut damit leben und mich mit festen Routinen davon abhalten, zu viel Zucker zu konsumieren. Wenn *ich* das kann, dann kannst *du* das bestimmt auch. Bevor ich dir zeige, wie ich das schaffe, möchte ich dir noch ein wenig Wissen über Zucker mit auf den Weg geben. Je mehr du über das süße Gift weißt, desto leichter wird es dir fallen deine Finger davon zu lassen.

Zucker in Früchten und Fertigware

Eines sage ich dir gleich: Vollständig auf Zucker zu verzichten ist nicht möglich, denn er ist überall. Er steckt in echten Früchten wie Obst, Gemüse und Nüssen, aber auch in industriell verarbeiteten Lebensmitteln.

Der Zucker, den du vermutlich zu Hause im Küchenschrank stehen hast, ist ein Zweifachzucker namens Saccharose. Er besteht zu gleichen Teilen aus Glucose und Fructose. Auch andere Zuckerarten – Honig, Sirupe, Dicksäfte – enthalten diese beiden Bestandteile, wenn auch nicht immer im Verhältnis 50:50.

Fructose wird umgangssprachlich auch als Fruchtzucker bezeichnet. Aufgrund seines Namens könnte man meinen, er sei gesünder als Glucose – schließlich steckt in ihm das Wort Frucht. Allerdings kommen *beide* in Obst und Gemüse vor. Aber macht sie das gesund oder ist Zucker wirklich das Gift, als das er häufig bezeichnet wird.[2]

Die Antwort lautet: beides! Denn, wie heißt es so schön: Die Dosis macht das Gift – und oft auch die Art der Darreichung.

Zucker in der ganzen Frucht

Lass uns das Problem des Zuckers anhand der Fructose betrachten, denn sie ist es, die für uns besonders ungesund sein kann. Anders als die Glucose wird Fructose von unserem Körper nämlich nicht benötigt und deshalb anders verarbeitet.

Fructose kommt in der Natur in Obst, Gemüse, Honig und Sirupen vor. Man kann sie folglich nicht ganz vermeiden.

Gemüse enthält nur sehr wenig Fructose, daher können wir es in dieser Diskussion vernachlässigen. Der Fructosegehalt von Obst ist etwas höher, hängt aber von der jeweiligen Frucht ab. Relativ wenig Fructose befindet sich in Papayas, Aprikosen, Pfirsichen, Zitrusfrüchten und Beeren. Unter dem frischen Obst enthalten Kirschen, Äpfel, Birnen, Feigen und Weintrauben die meiste Fructose. Wilde Früchte enthalten weniger Fructose als gezüchtete Früchte, die gezielt für uns Konsumenten süßer und besser essbar gemacht werden (z. B. kernlose Weintrauben und Clementinen).[3] Trockenobst, wie Datteln und Rosinen, enthält ein Vielfaches des Fruchtzuckers frischer Früchte. Honig und Sirupe stehen weit oben auf der Fructoscliste.[4]

Du siehst, Fruchtzucker ist in unterschiedlichen Mengen in nahezu jeder Frucht enthalten, doch das ist kein Problem, denn Fructose in echten Lebensmitteln ist für uns ungefährlich. Das bestätigt auch der führende Anti-Fructose-Kämpfer Dr. Robert Lustig, der Fructose immer wieder als Gift bezeichnet.[5] Ihm zufolge verpacke die Natur dieses Gift aber praktischerweise gleich mit dem Gegengift: den Ballaststoffen.

Abgesehen von schwer zugänglichen Sirupen und Honig kommt Fructose in der Natur nämlich nur in Verbindung mit Ballaststoffen vor. Diese regulieren unsere Verdauung, indem sie dafür sorgen, dass der Zucker nicht zu schnell ins Blut geht. Daher gelangen die Glucose und die Fructose im Körper nur langsam an ihre jeweiligen Ziele, sodass die entsprechenden Zellen sie verarbeiten können. Außerdem setzt durch die Ballaststoffe bald die Sättigung ein. Daher ist es kaum möglich, sich an Früchten zu überessen. Nach kurzer Zeit signalisiert der Körper, dass es ausreicht.

Je mehr Ballaststoffe ein Lebensmittel enthält, desto besser kann unser Körper mit dem enthaltenen Zucker umgehen.

Wer einen hohen Ballaststoffgehalt will, sollte möglichst viele Lebensmittel roh essen, denn erst mit der Zubereitung geht immer mehr davon verloren. Einige rohe Lebensmittel enthalten so viele Ballaststoffe, dass der unverarbeitete Verzehr kein Genuss wäre. Versuch mal, Zuckerrohr oder eine Zuckerrübe in ihrem Rohzustand zu essen. Daran wirst du nicht viel Spaß haben.

Problematisch wird es erst, wenn wir beginnen, den Zucker von den Ballaststoffen zu trennen, z. B. wenn wir Zuckerrohr oder auch Obst auspressen und als Saft trinken. Diesem Saft fehlen nun die Ballaststoffe, sodass der Zucker schnell ins Blut geht und wir auch noch zu viel davon trinken, da wir nicht kauen müssen. Ein Liter Saft ist schnell getrunken. Aber in diesem stecken für gewöhnlich zwei bis drei Kilogramm Früchte, die wir sonst nie essen würden.
In ganzen Früchten gebunden ist Fructose für gesunde Menschen folglich unproblematisch. Lediglich bei einer Fructoseintoleranz ist es sinnvoll, mit Obst sparsam umzugehen. Ärzte empfehlen zudem, begrenzte Mengen an Früchten zu konsumieren, wenn man unter einer Fettleber oder Diabetes leidet.[6]

Ein kranker Körper kann den Fruchtzucker eventuell nicht ausreichend gut verwerten. Doch gesunden Menschen empfehle ich, bei echten Lebensmitteln zu bleiben. Mit einer bunten Auswahl an Obst und Gemüse kann man aus meiner Sicht nichts falsch machen.

Zucker in verarbeiteten Lebensmitteln

Der schlechte Ruf des Zuckers rührt nicht von den Früchten her, sondern von seiner Verwendung in industriell hergestellten Lebensmitteln. Zucker in verarbeiteten Lebensmitteln ist aus zwei Gründen problematisch:

1. Problem: Wir konsumieren viel mehr Zucker

Würden wir uns hauptsächlich von echten Früchten ernähren – so wie die Menschen es überwiegend bis zur Mitte des 20. Jahrhunderts taten – kämen wir im Durchschnitt auf eine tägliche Zuckermenge von 30 Gramm.[7] Mehr ist mit Obst und Gemüse allein kaum möglich. Doch mittlerweile konsumieren wir deutlich mehr Zucker. Über die Jahrzehnte stieg die Menge immer weiter an. Der durchschnittliche Deutsche isst und trinkt heute ungefähr 100 Gramm Zucker am Tag, in den USA sind es sogar schon 150 Gramm.[8] Die Weltgesundheitsorganisation (WHO) empfiehlt, weniger als 50 Gramm Zucker am Tag zu konsumieren – 25 Gramm hält sie für ideal.[9] Der Durchschnittsdeutsche verzehrt folglich viermal mehr Zucker, als von der WHO empfohlen wird. Das ist nur der Durchschnitt – einige Menschen liegen deutlich darüber.

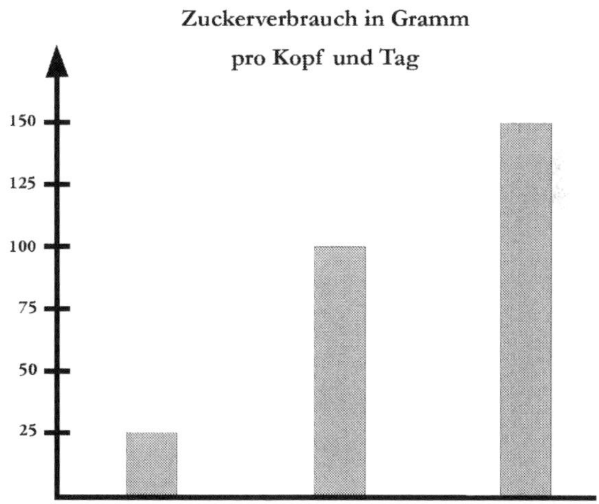

Selbstverständlich isst niemand 100 Gramm puren Zucker, denn der ist keine echte Verlockung. Der erhöhte Konsum beruht auf dem Zusatz von Zucker in industriell verarbeiteten Lebensmitteln. 83 Prozent unseres Zuckerkonsums verbirgt sich in solchen Produkten.[10]

Die Nahrungsmittelindustrie produziert heute viele süße Speisen, da wir Menschen auf sie anspringen und immer mehr von ihnen wollen. Zucker steckt häufig auch in Speisen, die wir nicht als süß wahrnehmen. Dennoch wird ihnen Zucker beigemischt, um sie schmackhafter und länger haltbar zu machen. Oft versteckt er sich dort, wo du ihn nicht erwartest und das in größeren Mengen, als du vermutest. Schauen wir uns einmal an, wo überall Zucker enthalten ist. Bei einigen Produkten ist es offensichtlich, bei anderen bist du vielleicht überrascht.

Süßigkeiten: Alles, was sich im Süßigkeitenregal befindet, enthält Unmengen an Zucker. Die Milka Schokolade „Alpenmilch" enthält 57,5 Prozent Zucker, Haribo „Goldbären" enthalten 45,6 Prozent Zucker und die „nimm2" Bonbons mit „wertvollen Vitaminen" enthalten 68,6 Prozent Zucker.[11] Auch Eiscreme zähle ich zu den Süßigkeiten.

Backwaren: Eine zweite Produktgruppe, die offensichtlich viel Zucker enthält, sind Backwaren. Dazu gehören Kuchen, süße Teilchen vom Bäcker, Cookies, Kekse, Donuts, Muffins, Cupcakes und Zwieback. Die Leibniz Butterkekse enthalten 22 Prozent Zucker, die Butterkekse mit „weniger Zucker" enthalten immer noch 15 Prozent Zucker und die vermeintlich gesünderen Vollkornkekse sogar 23 Prozent. Die Leibniz Kekse „Choco Vollmilch Diät" glänzen mit 34 Prozent Zuckeranteil. Selbst der Zwieback von Brandt enthält 13,3 Prozent Zucker.

Auch Brot und Brötchen können Zucker enthalten. In diesem Fall sorgt Zuckerrübensirup für die dunkle Färbung von vermeintlich gesundem Brot.

Süße Getränke: Etwa ein Drittel des Zuckers stammt aus süßen Getränken, die eines der größten Übel sind. Sie enthalten große Mengen an Fructose und werden getrunken, ohne jedoch zu sättigen. Sie sind daher verschenkte Kalorien. Die Supermärkte sind voll mit süßen Getränken, die große Mengen Zucker enthalten. Das gilt für Limonaden wie für Fruchtsäfte. Ein Liter beckers bester Apfelsinensaft (8,8 Prozent) enthält fast so viel Zucker wie ein Liter Coca Cola (10,6 Prozent). Folglich lebst du damit nicht spürbar gesünder. Das Gleiche gilt für Eistees (Lipton Pfirsich: 6,8 Prozent), Smoothies (Innocent „Mango & Maracuja“: 11 Prozent), Energy Drinks (Red Bull: 11 Prozent), Schokomilch (Müllermilch: 11,6 Prozent) oder gesüßtes Wasser. Auch in fertigem Cappuccino-Mix (Nescafe „Cappuccino International Choco“: 67,2 Prozent), alkoholischen Mixgetränken und Sekt ist Zucker drin. Außerhalb der Supermärkte wird es nicht besser: Ob Bubble Tea, Frappuccino oder Chai Latte: Sie alle enthalten viel Zucker.

Frühstückswaren: Wir Deutschen frühstücken gern süß. Entsprechend sieht das Angebot im Supermarktregal aus. Da gibt es Marmelade, Schokoladenaufstrich, Honig oder Erdnussbutter mit Zuckerzusatz. Wer sich kein Brötchen schmiert, frühstückt Cornflakes oder Müsli. Beide sind Zuckerfallen. Das Müsli „Vitalis Knusper Plus Nussmischung“ von Dr. Oetker enthält 20,7 Prozent Zucker, das Kölln Müsli „Weiße Schokolade Mandel“ sogar 25,8 Prozent und die „Frosties“ Cornflakes von Kellogg’s bestehen zu 37 Prozent aus Zucker.

Snacks und Desserts: Was man früher als Dessert aß, steht heute als Snack für zwischendurch im Kühlregal. Allein die Auswahl an Fruchtjoghurts ist überwältigend. Dabei ist fast egal, welchen du wählst: Sie alle beinhalten Zucker. Der Erdbeerjoghurt von Landliebe ist mit 13 Prozent dabei. Das Gleiche gilt für offensichtlichere Zuckerbomben wie Fruchtquarks, Puddings, Quarkspeisen, Götterspeisen und ähnliche Produkte. „Monte" von Zott enthält 14,1 Prozent Zucker. Auch Müsliriegel, Fruchtschnitten und andere Snacks für den schnellen Energiekick enthalten fast immer große Mengen Zucker. Einer meiner früher liebsten Müsliriegel „Schoko-Banane" von Corny besteht zu 33,3 Prozent aus Zucker.

Fertiggerichte und -saucen: Jetzt kommen wir zu den Produktgruppen, bei denen nicht jeder vermutet, dort Zucker vorzufinden. Aber Augen auf beim Lebensmittelkauf! Eine herkömmliche Tomatensuppe aus der Tüte enthält Zucker. Die 5-Minuten-Terrine ebenso, mit teilweise über zehn Prozent! Fleischsalat wird häufig Zucker zugesetzt. Das Gleiche gilt für ein unschuldiges Tzatziki von Dr. Oetker namens „Zaziki". Der Zuckergehalt: 5,8 Prozent. Kaum eine Fertigpizza kommt ohne Zucker aus. Selbst eine abgepackte Salami oder Leberwurst beinhaltet meist Zucker. Salatdressings und Ketchup sind ebenfalls zuckrige Angelegenheiten. Das Curry Ketchup von Heinz enthält 23,7 Prozent Zucker. Sei vorsichtig bei Light-Produkten: Bei diesen wird der Fettgehalt reduziert. Damit sie trotzdem schmecken, wird umso mehr Zucker zugesetzt.

Konservenobst und -gemüse: Selbst Obst und Gemüse aus der Dose kommen nicht ohne Zucker aus. Konservierte Ananas schwimmt in einer Zuckerlake. Klassischer Rotkohl aus dem Glas enthält bis zu acht Prozent Zucker. Kaufe Obst und Gemüse deshalb lieber frisch oder tiefgefroren (ohne Zusätze).

Dass Fertigware so viel Zucker enthält, liegt an ihrem hohen Verarbeitungsgrad. Sobald ein frisches Lebensmittel verarbeitet wird, verliert es einen Teil seiner gesunden Bestandteile. Schälen wir eine Karotte, entziehen wir ihr Nährstoffe (z. B. Vitamine) und Ballaststoffe. Je länger wir sie anschließend kochen, desto mehr Nähr- und Ballaststoffe gehen darüber hinaus verloren. Pürieren wir die gekochte Karotte danach, bleibt noch weniger Gesundes übrig. Auch wenn wir sie nicht kochen, aber entsaften, verliert die Karotte viele ihrer Bestandteile. Im Hausgebrauch ist das meistens in Ordnung, da wir nicht jede Mahlzeit so stark verarbeiten.

Auch die Industrie verarbeitet echte Lebensmittel. Sie nimmt Mais, Karotten, Kartoffeln, Getreide, Äpfel, Zuckerrüben und alles andere, was die Natur hergibt – und zerlegt es in seine einzelnen Bestandteile. Es wird so vielen Verarbeitungsschritten unterworfen, dass am Ende nur noch wenige Nährstoffe und so gut wie keine Ballaststoffe mehr enthalten sind. Die meisten Produkte im Supermarkt haben deshalb nichts mehr mit dem ursprünglichen Lebensmittel zu tun. Das lässt sich zu großen Teilen nicht vermeiden, da die Produkte lange haltbar gemacht werden müssen. Ein Produkt im Supermarktregal ist nur deshalb lange haltbar, *weil* es keine Nährstoffe enthält. Denn so ist es weniger nahrhaft für Schädlinge – aber auch für uns.

Je weniger Nährstoffe ein Produkt enthält, desto weniger schmeckt es nach etwas. Der Geschmack geht bei der Verarbeitung verloren. Produkte ohne Geschmack verkaufen sich allerdings nicht gut, daher muss die Industrie nachhelfen. Dabei arbeitet sie vor allem mit drei Komponenten, die in den meisten industriell verarbeiteten Speisen enthalten sind: Fett, Zucker und Salz. Jede Komponente für sich genommen schmeckt nicht allzu gut. Niemand isst einfach nur Fett, Zucker oder Salz. Doch treten mindestens zwei dieser Elemente zusammen auf, bilden sie eine unschlagbare Kombination, gegen dir wir uns kaum wehren können.

Da es in diesem Buch um Zucker geht, klammern wir das Salz an dieser Stelle mal aus. Aber das Fett ist trotzdem von Bedeutung. Fast alle der oben genannten Industrieprodukte enthalten Zucker und Fett. Allen voran die klassischen Süßigkeiten wie Schokolade. Die Milka „Alpenmilch" enthält beispielsweise 57,5 Gramm Zucker und 29,5 Gramm Fett. Viel mehr steckt in Schokolade nicht drin, doch es reicht, um von ihr nicht genug bekommen zu können.

Die meisten Produkte enthalten weniger Zucker und Fett, das ist klar. Aber du siehst, worauf ich hinaus will. Zucker und Fett ist eine Kombination, die unsere Sinne vernebelt. In der Natur kommt sie nicht vor. Es gibt keine echten Lebensmittel, die sowohl viel Zucker als auch viel Fett enthalten. Das ist ein Grund, weshalb wir uns an frischen Früchten kaum überessen, während wir bei manchem Fertigprodukt nicht mehr aufhören können.

2. Problem: Das Gegengift fehlt

Du weißt jetzt, dass verarbeiteten Produkten Nährstoffe entzogen werden, deren Verlust durch Zusätze wie Zucker und Fett ausgeglichen wird. Wenn wir dieser modernen Ernährungsweise folgen konsumieren wir deshalb automatisch mehr Zucker, als wir es bei einer Ernährung mit echten Lebensmitteln tun würden. Wir kommen nicht drum herum. Aber das ist nicht das einzige Problem.

Bei der Verarbeitung werden den Lebensmitteln nicht nur Nährstoffe, sondern auch die bereits erwähnten Ballaststoffe entzogen. Diese sorgen in echten Früchten dafür, dass der verzehrte Zucker nur langsam ins Blut geht und kontrolliert zu den Organen und Muskeln abtransportiert werden kann. Außerdem sorgen sie für ein früheres Sättigungsgefühl. Ballaststoffe gelten daher als das Gegengift zum Zucker.[12] Konsumiert man sie gemeinsam in einer ganzen Frucht, ist der Zucker für uns ungefährlich. Konsumiert man jedoch den Zucker allein, ist er für uns ungesund. Was genau Zucker im Körper auslöst, wenn wir ihn ohne sein Gegengift verzehren, erfährst du im nächsten Kapitel. Vorher möchte ich dir noch einige Tipps für den Kauf von verarbeiteten Produkten auf den Weg geben, denn lass uns realistisch sein: Du wirst nicht von einem Tag auf den nächsten auf sie verzichten.

Augen auf im Supermarkt

Du siehst schon, wohin die Reise geht: Um weniger Zucker zu konsumieren, solltest du so gut wie möglich von verarbeiteten Lebensmitteln loskommen. Achte deshalb schon beim nächsten Einkauf darauf, wie viele verarbeitete Produkte du gewöhnlich kaufst und wie viel Zucker sie enthalten. Das steht auf jeder Verpackung in der Nährwerttabelle. Für viele Produkte kannst du diese Daten auch auf den Websites www.das-ist-drin.de und www.codecheck.info abfragen.

Neben der Nährwerttabelle steht auf jeder Verpackung (für Produkte mit mehr als einer Zutat) eine Zutatenliste. In dieser wirst du häufig das Wort Zucker finden. Allerdings verstecken sich diverse Zuckerarten häufig hinter anderen Bezeichnungen. Zu den gängigen Namen gehören Fructose (Fruchtzucker), Lactose (Milchzucker), Glucosesirup, Glucose-Fructose-Sirup, Invertzuckersirup, Zuckerrübensirup, Maissirup, Maltose, Malzzucker, Inulin und Sorbit. Häufig stehen in einer Zutatenliste gleich mehrere dieser Begriffe. Sie alle meinen mehr oder weniger das Gleiche: Zucker.

Abseits der klein gedruckten Zutatenliste und Nährwerttabelle werben Unternehmen zunehmend mit Begriffen wie „zuckerarm“ oder „zuckerfrei“. Doch was bedeutet das genau? Die gängigen Kennzeichnungen auf Verpackungen, z. B. bei Müsli:

- **„Weniger süß“:** Für diesen Begriff gibt es keinerlei gesetzliche Vorgaben, entsprechend bedeutet er nichts. Vielleicht ist ein Produkt weniger süß als ein anderes, aber gesichert ist das nicht. Jedes Unternehmen kann behaupten ein Produkt sei weniger süß.
- **„Reduzierter Zuckergehalt“:** Diese Bezeichnung bedeutet, dass das Produkt mindestens 30 Prozent weniger Zucker enthält als ein vergleichbares Produkt. Immerhin, aber das muss trotzdem nicht viel heißen, denn auch 30 Prozent weniger kann immer noch viel Zucker sein. Schau stattdessen lieber auf die Nährwerttabelle.
- **„Zuckerarm“:** Diese Aufschrift bedeutet, dass ein Produkt nicht mehr als fünf Prozent Zucker enthält. Für Müsli ist das wenig, für andere Produkte kann es immer noch viel sein. Aber Achtung: Zuckerähnliche Stoffe wie Glucosesirup werden hier nicht mitgezählt. Deshalb solltest du auf der Zutatenliste nach den oben genannten Namen für Zucker suchen.
- **„Zuckerfrei“:** Dieser Begriff heißt, ein Produkt enthält nicht mehr als 0,5 Prozent Zucker. Das ist wenig! Aber auch hier werden Glucosesirup und Zuckerersatzstoffe nicht mitgezählt. Schau deshalb auch auf die Zutatenliste.
- **„Mit der Süße aus Früchten“:** Hinter der Süße aus Früchten verbirgt sich Fruchtzucker, der in einem Fertigprodukt gebunden schädlicher ist, als wenn du ihn in einer ganzen Frucht zu dir nimmst.

Was Zucker im Körper auslöst

Zucker, der nicht in ganzen Früchten gebunden ist, hat einige Nebenwirkungen. Er führt zu Übergewicht und Fettleibigkeit und fördert weitere Erkrankungen wie Diabetes, Krebs und eine Fettleber. Das ist weitgehend bekannt, dennoch lassen wir einfach nicht die Finger vom Zucker. Wenn wir ihn verzehren, können wir nicht mehr rational im Sinne unserer Gesundheit handeln.

Warum das so ist, erfährst du in diesem Kapitel. Ich halte die Theorie kurz, da ich nicht vom eigentlichen Ziel dieses Buchs ablenken möchte: dass du dich zukünftig gesünder ernährst. Ich bin kein Wissenschaftler, sondern nur ein Mensch, der eine Lösung für sein Problem gefunden hat. Dennoch sollst du zumindest die Grundlagen verstehen, denn so werden meine Tipps nachvollziehbarer. Solltest du tiefer in die Materie einsteigen wollen, empfehle ich das Buch „Fat Chance“ von Dr. Robert Lustig sowie dessen 90-minütige Vorlesung über Fructose, die du bei Youtube unter dem Begriff „Sugar: The bitter truth“ findest.

Wie aus Glucose Fett wird

Du weißt bereits, dass Haushaltszucker zu gleichen Teilen aus Glucose und Fructose besteht. Glucose ist in allen kohlenhydrathaltigen Lebensmitteln enthalten. Sie ist der wichtigste Energielieferant für unseren Körper, denn jedes Organ kann sie verarbeiten. Glucose im Blut nennt man übrigens Blutzucker. Dieser veranlasst die Bauchspeicheldrüse dazu das Hormon Insulin auszuschütten. Insulin reguliert den Blutzuckerspiegel und transportiert die Energie in die Organe, Muskeln und Fettzellen. Je höher der Blutzuckerspiegel steigt, desto mehr Insulin wird ausgeschüttet. Je mehr Insulin im Blut ist, desto mehr Energie wird als Fett abgespeichert, denn nur die Fettzellen sind in der Lage, schnell so viel Glucose aufzunehmen. Damit erfüllen sie ihren eigentlichen Zweck: Fettzellen dienen als kurzfristiger Energiespeicher. Erst wenn der Insulinspiegel sinkt, wird das gespeicherte Fett wieder als Energiequelle angezapft. Es geht dann in die Organe und Muskeln, wo es verbrannt wird.

Insulin ist für uns lebensnotwendig, es ist also nicht grundsätzlich schlecht. Problematisch wird es nur, wenn wir zu viel davon haben. In westlichen Gesellschaften schütten die meisten Menschen heute doppelt so viel Insulin aus wie noch vor 30 Jahren.[13] Das liegt an unserer kohlenhydrathaltigen Ernährung, die den Blutzuckerspiegel immer wieder nach oben schießen lässt. Je leichter verdaulich und süßer ein Lebensmittel ist, desto höher und schneller steigt der Blutzuckerspiegel. Leicht verdauliche Kohlenhydrate machen uns deshalb dick. Sie stammen z. B. aus Mehl, weißem Reis, Kartoffeln, Pasta, Zucker, Bier oder Fruchtsäften. Vor allem sind sie in industriell verarbeiteten Lebensmitteln enthalten. Diese haben fast immer einen hohen Anteil an leicht verdaulichen Kohlenhydraten.

Dass wir die falschen Dinge essen, ist aber nicht das einzige Problem. Sobald die aufgenommene Energie nicht mehr in Muskeln und Organe geht, sondern in unsere Fettspeicher, sendet ein anderes Hormon namens Leptin normalerweise die Meldung: „Reicht aus! Du kannst jetzt aufhören zu essen." Doch ein sehr hoher Insulinspiegel kann dieses Signal blockieren. Die meisten Übergewichtigen sind daher leptinresistent. Da sie die *falschen* Dinge essen, erhalten sie kein „reicht-aus"-Signal und essen infolgedessen auch gleich noch *zu viel* von den falschen Dingen.

Wenn dauerhaft zu viel Insulin ausgeschüttet wird, sind die Organe irgendwann überlastet, allen voran die Leber. Sie kann die Energie nicht aufnehmen, die das Insulin ihr aufbürden will. Dann reagiert sie nicht mehr aufs Insulin (Insulinresistenz). Die Bauchspeicheldrüse schüttet daraufhin noch mehr Insulin aus, um die Leber zur Arbeit zu zwingen, wodurch nur noch mehr Fett gespeichert wird. Infolgedessen verfetten die Leber und andere Organe. Wenn das so weiter geht, kommt die Bauchspeicheldrüse mit der Insulinproduktion irgendwann nicht mehr hinterher und gibt auf. Dieser Zustand nennt sich Typ 2 Diabetes. Davon betroffene Menschen müssen sich das lebensnotwendige Insulin spritzen.

Wie Fructose im Körper funktioniert

Für diese Abwärtsspirale ist die Glucose verantwortlich. Dennoch ist Glucose nicht unsere größte Sorge. Fructose – der zweite Bestandteil des Zuckers – ist noch schlimmer. Sie ist es, die den Zucker so richtig süß macht. Deshalb wird in der Industrie der Fructoseanteil häufig künstlich erhöht. Fructose im Blut stimuliert kein Insulin. Somit wird infolge der Fructose kein Fett in den Fettzellen gespeichert. Soweit, so gut. Fructose kann allerdings von unseren Organen und Muskeln nicht verarbeitet werden. Nur die Leber kann das. Daher geht die gesamte Energie der Fructose ohne Umwege in die Leber. Das ist in Ordnung, wenn man nach einer intensiven Sporteinheit ausgelaugt ist. Dann hilft die Fructose, den Energiespeicher der Leber schnell wieder aufzufüllen. Doch die meisten Menschen laufen keinen Marathon, bevor sie eine Limonade trinken oder einen Schokoriegel essen. Bei deren Verzehr gelangen große Mengen Fructose in kurzer Zeit in die Leber, die damit überfordert ist. Mit überschüssiger Fructose macht die Leber das gleiche wie mit überschüssigem Alkohol: Sie wandelt sie in Fett um.

Konsumieren wir immer wieder zu viel Fructose, verfettet unsere Leber, wie sie es auch nach ständigem Alkoholgenuss tut. Dieses innere Fett ist von außen lange nicht sichtbar, da es sich nicht um die Hüfte oder an den Oberschenkeln ablagert, sondern um die Leber und andere Organe. Damit ist es viel gefährlicher als das sichtbare Fett.

Zusätzlich blockiert Fructose das Hormon Leptin, das dem Gehirn normalerweise signalisiert, dass wir satt sind. Durch Fructose bekommen wir sogar mehr Appetit: Trinken wir vor dem Essen ein süßes Getränk, essen wir hinterher mehr, als wenn wir das süße Getränk nicht getrunken hätten. Reine Fructose macht also nicht satt. Dass wir dennoch aufhören zu essen, liegt an den anderen Bestandteilen der jeweiligen Mahlzeit. Doch je höher der Fructosegehalt eines Lebensmittels ist, desto mehr essen wir davon und desto mehr Fructose gelangt wiederum in die Leber, die sie in noch mehr Fett umwandelt. Belasten wir unsere Leber über lange Zeit mit zu viel Fructose, kommt es zur Leber-Insulinresistenz. Dann schüttet die Bauchspeicheldrüse immer mehr Insulin aus – und das, obwohl Fructose selbst nicht zur Insulinausschüttung führt.

Solange sich Insulin im Blut befindet baut der Körper kein Fett ab. Somit verhindert ein Überschuss an Fructose indirekt die Fettverbrennung, während sie gleichzeitig zur vermehrten Fettspeicherung führt. Ein tragischer Kreislauf, der kaum zu durchbrechen ist, wenn man bedenkt, dass süße Speisen auch noch süchtig machen. Anders als Alkohol sei die Fructose laut Dr. Robert Lustig kein akutes Gift, sondern ein chronisches. Es macht uns nicht nach einer übertrieben süßen Mahlzeit krank, sondern über Hunderte und Tausende von süßen Speisen. So fördert die Fructose schleichend die Entstehung des metabolischen Syndroms, einer Kombination verschiedener Erkrankungen aus Übergewicht, Bluthochdruck, Diabetes und Fettstoffwechselstörungen.

Macht Zucker süchtig?

Du siehst, Zucker bereitet dem Körper einige Probleme, aber das wohl Größte ist, dass er von diesem schädlichen Stoff immer mehr will. Zucker macht uns Lust auf noch mehr Zucker.

Genau genommen ist bislang nicht nachgewiesen, ob Zucker süchtig macht. Doch Zucker erzeugt im Gehirn die gleichen Aktivitätsmuster wie Drogen. Vor diesem Hintergrund titelte der SPIEGEL vor einigen Jahren: „Droge Zucker – Die gefährliche Sucht nach Süßem".[14] Ich denke, Zucker *kann* süchtig machen. Nicht jeder Mensch reagiert gleich auf Zucker. Manch einer kommt mit ihm besser zurecht als andere. Die Gene mögen dabei eine Rolle spielen und ganz sicher auch die eigene Lebensgeschichte. Wer schon früh im Leben viel Zucker konsumiert, kommt später schwerer davon los. Für viele Menschen ist das Verlangen nach Süßem jedoch eine Abwärtsspirale. Wenn sie einmal anfangen, können sie nicht mehr aufhören. Sie haben zudem immer öfter das Gefühl, eine Süßigkeit zu *brauchen*. Ein Dessert, ein Eis, ein Stück Kuchen, Schokolade. Ist das Willensschwäche? Vielleicht. Vielleicht auch nicht. Dieses Bedürfnis kann es nur geben, wenn wir an Zucker gewöhnt sind. Wer nie mit Süßigkeiten in Berührung kam, braucht auch keine. Doch in der westlichen Welt ist das nahezu unmöglich. Wir werden süchtig nach der Belohnung, die uns der Zucker verspricht. Genau das will unser Gehirn. Wir stehen morgens nur deshalb auf, um irgendwie belohnt zu werden. Das kann Zucker, und zwar einfach, schnell und billig.

Um nicht pausenlos von einer Belohnung zur nächsten zu hetzen, signalisiert das bereits erwähnte Hormon Leptin, dass wir genug belohnt worden sind. Das funktioniert für gewöhnlich. Doch wenn wir dauerhaft viel Zucker konsumieren und somit häufig einen hohen Insulinspiegel aufweisen, kommt das Signal im Gehirn nicht mehr an. Der Körper will weiter essen. So geht es mir heute noch. Esse ich eine Süßigkeit, fühlt es sich für mich so an, als würde ich die Büchse der Pandora öffnen. Ich kann nicht mehr aufhören. Ich kann nicht nur ein Stück Schokolade essen oder ein Stück Kuchen. Ich weiß, ich sollte aufhören, aber die Überwindung ist enorm. Ich müsste mich mit Vernunft und Willenskraft stoppen – doch meine Willenskraft ist begrenzt. Genau deswegen war meine Diät-Odyssee nicht vorbei, nachdem ich 60 Kilogramm abgenommen hatte. Ich tat mich jahrelang schwer, mein Gewicht stabil zu halten. Es schwankte auf und ab, ging aber tendenziell nach oben. Ich ernährte mich zwar gesünder und trieb viel Sport, doch in meinen Cappuccino schüttete ich immer noch Zucker, nach einem langen Lauf belohnte ich mich mit einem Eisbecher. Bis ich dem Zucker endlich den Kampf ansagte.

Ich denke, auf gesamtgesellschaftlicher Ebene ist alle Hoffnung verloren. Bis das große Umdenken einsetzt, dürften noch Jahrzehnte vergehen. Solange Zucker nicht wesentlich teurer und schwerer verfügbar gemacht wird, kann sich nichts ändern. Dafür werden wir zu stark durch unser Umfeld beeinflusst, in dem Zucker allgegenwärtig ist. Auf der individuellen Ebene ist jedoch alles möglich. Du und ich, wir müssen uns nicht der Zuckersucht ergeben. Wir haben die Chance, unsere Gewohnheiten so zu ändern, dass wir weniger Zucker zu uns nehmen. Dafür brauchen wir ein paar Regeln und die Unterstützung unseres Umfelds.

Die Rolle unserer Gewohnheiten

Der Mensch ist ein Gewohnheitstier. Dieser Satz ist mehr als eine Phrase. Er verdeutlicht die evolutionären Wurzeln von Gewohnheiten. Wann immer der Mensch eine neue Erfahrung machte, die ihm guttat, blieb er dabei. Er aß weiter die Früchte, die ihm schon beim ersten Mal keine Bauchschmerzen bereiteten, ging die gleichen sicheren Wege durch den Wald oder jagte das Wild auf die gleiche Weise, die schon viele Male zum Erfolg geführt hatte. Diese Gewohnheiten retteten ihm häufig das Leben.

Gewohnheiten bestimmen auch heute noch unseren Alltag. Häufig sind wir uns dessen gar nicht bewusst. Wir greifen morgens zu den Cornflakes, während wir auf dem Smartphone die neuesten Nachrichten lesen. Später nippen wir bei der Arbeit an der Cola-Flasche und am Nachmittag gibt's wie immer ein Stück Kuchen. Es sind Routinen, die wir nicht hinterfragen. Wir machen die Dinge einfach so, weil sie leicht sind oder weil wir sie schon immer so gemacht haben.

Unser Gehirn sucht ständig nach Abkürzungen. Es will ein komplexes Leben leichter machen. Wie nett von ihm! Schließlich stehen wir jeden Tag vor etwa 200 Entscheidungen, die allein unsere Ernährung betreffen. Darunter große Entscheidungen wie „Was gibt es heute zum Mittag?", aber auch viele kleine wie „Hole ich mir noch einen Nachschlag?", „Lese ich die Zeitung beim Frühstück?", „Snacke ich beim Fernsehen?" oder „Esse ich das noch auf?". Es ist unmöglich, all diese Entscheidungen korrekt zu treffen. Dafür sind es einfach zu viele. Daher macht unser Gehirn aus wiederkehrenden Handlungen Gewohnheiten. Diese laufen automatisiert ab und ersparen uns das Denken. Das ist überwiegend nützlich, doch es gibt viele Gewohnheiten, die gegen uns arbeiten. Sie entstehen unbewusst. Auf einmal sind sie da. Je fester eine Gewohnheit in unseren Alltag integriert ist, desto weniger denken wir über sie nach. Wenn wir später merken, dass sie schädlich sind, kommen wir von ihnen nicht mehr los.

Daher müssen wir hin und wieder bewusst reflektieren, ob unsere Gewohnheiten noch mit unseren langfristigen Zielen vereinbar sind. Häufig sind sie das nicht. Wir wollen gesund bleiben, alt werden, schlank sein – aber wir schmieren uns den Schokoaufstrich aufs Brötchen, trinken Eistee und schaufeln uns einen halben Liter Eiscreme hinein. Hin und wieder packt uns die Motivation und wir starten eine Diät. Doch obwohl wir unsere Ziele vor Augen haben, verläuft auch diese Diät wieder im Sande, denn wir stecken in schlechten Gewohnheiten fest. Es ist leichter diesen Gewohnheiten weiter nachzugehen, als plötzlich alles anders zu machen.

Gewohnheiten müssen allerdings nicht gegen uns arbeiten. Wir können sie *für* unsere Zwecke einsetzen. Dafür sind sie schließlich da. Sie sollen uns das Leben erleichtern und es uns nicht verderben. Wir können schlechte Gewohnheiten durch bessere ersetzen. Für den Start benötigst du einen Schuss Motivation, den du als Leser dieses Buchs ohnehin hast. Aber um dran zu bleiben, brauchst du Gewohnheiten.

Wenn da nicht die Widerstände wären

Für jede Handlung gibt es Widerstände, die uns davon abhalten, die Handlung auszuführen. Für schlechte Gewohnheiten sind die Widerstände üblicherweise gering. Angenommen, ich hätte die Angewohnheit, jeden Tag eine Flasche Cola zu trinken. Es ist für mich kein Problem, diese Gewohnheit aufrechtzuerhalten. Cola ist billig. Sie schmeckt fantastisch. Sie ist überall verfügbar: Im Supermarkt, am Kiosk um die Ecke, im Spätshop, beim Bäcker, in Getränkeautomaten und Restaurants. Millionen Menschen trinken Cola, ich verspüre also keinen sozialen Druck, die Finger von ihr zu lassen. Es gibt folglich kaum Widerstände, die mir das Colatrinken vermiesen. Wenn ich mir die Flaschen dann noch in den Kühlschrank lege, sinkt der Widerstand auf ein Minimum. Vom Sofa bis zur Flasche brauche ich nur fünf Sekunden. In dieser Situation von einem solchen Produkt die Finger zu lassen, erfordert viel Willenskraft. Vielleicht bringen wir die sogar noch auf. Doch wenn wir gleichzeitig auch allen anderen Süßigkeiten entsagen wollen, summiert sich die notwendige Willenskraft auf ein Niveau, das wir nicht leisten können.

Ist der Widerstand für eine schlechte Gewohnheit zu gering, müssen wir ihn erhöhen. Am Beispiel der Cola bedeutet das, sie nicht im Haushalt aufzubewahren. Es ist leichter, keine Cola zu *kaufen*, als keine Cola zu *trinken*, die schon im Kühlschrank liegt. Deshalb kommt mir keine Cola mehr ins Haus!

Allerdings ist es damit nicht getan. Schließlich unterliegen wir auch unterwegs und beim Einkaufen der Versuchung, zur Cola zu greifen. Um dir das abzugewöhnen, empfehle ich, immer eine Flasche Wasser dabei zu haben. Sobald dich der Durst überkommt, wirst du eher zu dem Wasser greifen, dessen Gewicht du mit dir herumschleppst, als eine Cola zu kaufen. Auf diese Weise erhöhst du den Widerstand ein wenig. Darüber hinaus musst du noch kreativer werden. So könntest du dir sozialen Druck aufladen, indem du gegenüber Freunden und deiner Familie verkündest, ab sofort für die nächsten X Wochen keine Cola mehr zu trinken. An dieses Versprechen möchtest du dich halten, da du gewöhnlich zu deinem Wort stehst. Das ist ein großer Widerstand. Vielleicht versprichst du sogar jemandem zehn Euro für jedes Glas Cola, das du trinkst.

Die Idee des Widerstandes kannst du auf jedes deiner Laster übertragen. Wenn du dein Verhalten einmal genau beobachtest, wirst du feststellen, dass du üblicherweise keine besonderen Umstände in Kauf nehmen musst, um an ein Stück Kuchen oder eine Tafel Schokolade zu gelangen. Das größte Problem besteht darin, dass diese Dinge für dich immer verfügbar sind. Der Widerstand für schlechte Gewohnheiten ist so gering, dass du ihn schon aktiv erhöhen musst, um die Finger von deinen Lastern zu lassen.

Ganz anders sieht es mit gesunden Gewohnheiten aus. Du wirst es dir schon gedacht haben: Die Widerstände dafür sind viel höher. Deshalb fällt es uns schwer, eine neue Handlung als Gewohnheit zu etablieren. Sagen wir mal, ich möchte anstatt der Cola ab sofort nur noch Wasser trinken. Das klingt nach einer leichten Aufgabe, die den meisten Menschen jedoch schwerfällt. Die Aussicht, ausschließlich Wasser zu trinken – und das für immer – ist nicht sehr attraktiv. Schließlich schmeckt Wasser nach nichts und ist somit ziemlich langweilig. Dafür sollst du auch noch Geld bezahlen und einen Kasten nach Hause schleppen? Das alles sind hohe Widerstände. Nachdem wir sie identifiziert haben, können wir jedoch versuchen, sie zu senken. Anstatt uns das Wassertrinken für den Rest unseres Lebens vorzunehmen, wie wäre es mit nur einer Woche? Im Laden kaufen müssen wir Wasser auch nicht, denn es kommt preisgünstig aus der Leitung. Wusstest du, dass Leitungswasser in Deutschland das am besten kontrollierte Lebensmittel ist? Selbst gegen den langweiligen Geschmack können wir etwas tun, indem wir eine Scheibe Zitrone oder andere Früchte hinzugeben.

Auf diese Weise senken wir die ursprünglich hohen Widerstände. Das Ziel sollte sein, den Widerstand gegen Wasser so weit zu senken, dass er geringer ist als der Widerstand gegen die Cola.

Bevor du eine neue Gewohnheit startest, solltest du die zu erwartenden Widerstände analysieren und diese reduzieren. Wenn du dich nicht dazu durchringen kannst mit einer neuen Gewohnheit zu beginnen, dann sind die Widerstände noch zu hoch. Senke die Widerstände so weit, bis du den Anfang schaffst. Wenn du dir nicht gleich eine Woche vornehmen möchtest, dann beginne mit einem Tag. Wenn der vorbei ist, nimmst du dir noch einen zweiten vor.

So wirst du zum Dranbleiber

Wenn ich dich mit diesem Buch dazu bewege, etwas Neues auszuprobieren, freue ich mich darüber. Du kannst dich dazu auch selbst beglückwünschen. So weit kommen viele Menschen gar nicht. Richtig glücklich machst du mich, wenn es dir gelingt, aus einer einmaligen Handlung eine neue Gewohnheit zu machen. Jetzt sind deine Ausdauerqualitäten gefragt, denn eine Gewohnheit kannst du leider nicht in wenigen Tagen etablieren. Unser Gehirn braucht Zeit, bis die einzelnen Schritte zur Selbstverständlichkeit werden. Häufig ist dabei von 30 Tagen die Rede. Wie lange es tatsächlich dauert, hängt davon ab, wie schwer dir eine neue Gewohnheit fällt. Vielleicht ist Wassertrinken für dich kein Problem, dann hast du das neue Ritual in zwei Wochen etabliert. Vielleicht bist du aber so stark auf süße Getränke konditioniert, dass es dir schwerfällt, auf Wasser umzusteigen. Dann kann es auch zwei Monate dauern, bis du dich nicht mehr dazu überwinden musst. Die folgenden Maßnahmen sollen dir helfen, nicht nur anzufangen, sondern auch dranzubleiben:

1. Ändere deine Denkgewohnheiten

Gesunde Gewohnheiten anzunehmen heißt auch dein Denken anzupassen. Es geht nicht darum, *vorübergehend* auf Süßigkeiten und Cola zu verzichten. Das bekommt jeder hin, der schon einmal eine Diät gemacht hat. Doch anschließend geht das Spiel von vorn los. Sobald das Idealgewicht erreicht ist, essen wir wieder die *verbotenen* Lebensmittel. Zuerst nur wenig und dann immer mehr. Nach kurzer Zeit haben wir unsere kurzfristigen Erfolge wieder eingerissen, denn wir haben unser Denken nicht geändert.

Bei einer Ernährungsumstellung musst du auch deinen Kopf mitnehmen! Das heißt, in erster Linie musst du wissen, *warum* du diese Veränderung anstrebst. Möchtest du auf Zucker verzichten, weil du abnehmen willst oder dein Partner es von dir erwartet? In beiden Fällen wird dein Vorhaben kaum funktionieren. Sobald du schlank bist, verfällst du in alte Muster und wenn du nur tust, was dein Partner will, wirst du die Veränderung (und auch ihn) hassen. Du musst von deiner Veränderung überzeugt sein. Du musst verstehen und daran glauben, dass Zucker ungesund ist und es auch immer sein wird. Du musst Lust daran finden gesünder zu leben. Aus meiner Erfahrung hilft es, sich tiefergehend mit Zucker und gesunder Ernährung zu beschäftigen. Je mehr ich über diese Themen weiß, desto leichter fallen mir die notwendigen Veränderungen. Deshalb verbiete ich mir heute keine Cola mehr, sondern ich weiß: Cola zu trinken passt nicht zu meinen Überzeugungen.

Als weitere Lektüre empfehle ich „Fat Chance“ von Dr. Robert Lustig, „Lebensmittel“ von Michael Pollan, „Essen ohne Sinn und Verstand“ von Brian Wansink und „Esst Echtes Essen!“ von Jasmin Schindler und mir.

2. Triff eine Vereinbarung mit dir selbst

Es ist ein kleiner, aber effizienter Trick: Triff eine Vereinbarung mit dir selbst. In dieser verpflichtest du dich deiner neuen Gewohnheit konsequent nachzugehen – für mindestens 30 Tage. So albern das klingt, aber triff diese Vereinbarung *schriftlich*. Hefte sie an einen Ort, an dem du sie jeden Tag siehst. Der Kühlschrank wäre eine gute Idee! Noch besser funktionieren Vereinbarungen mit Menschen aus deinem Umfeld, wie deinem Partner oder deinen Freunden. Versprich ihnen deine geplanten Veränderungen umzusetzen.

Deine Vereinbarung sollte klare Regeln enthalten. Kein Wischi-Waschi und „ich achte mal ein bisschen darauf", sondern eindeutige Maßnahmen. *Keine* Cola zu trinken ist leichter, als *manchmal* Cola zu trinken. Doch das muss nicht heißen, komplett zu verzichten. Erlaubst du dir jeden zweiten Tag ein kleines Glas Cola? Dann ist das eine unmissverständliche Regel, an der du dich messen kannst.

Nimm dir Zeit für die Vereinbarung mit dir selbst. Du brauchst einen Plan, um deine Veränderungen anzugehen. Welche süßen Lebensmittel möchtest du nicht mehr essen? Wie möchtest du sie ersetzen? Welche Ausnahmen erlaubst du dir? Gibt es jemanden, mit dem du das zusammen machen kannst? Diese Vorbereitung solltest du nicht unterschätzen! Eine Gewohnheit umsetzen zu wollen, aber nicht zu wissen, was genau zu tun ist, ist ein riesiger Widerstand. Erst wenn du dir eine konkrete Handlungsanweisung geschrieben hast, kannst du mit der Umsetzung beginnen, ohne dich von deiner Unwissenheit abhalten zu lassen. Dein Plan muss nicht in Stein gemeißelt sein. Wenn es später nicht so läuft, wie du dir das vorstellst, kannst du ihn jederzeit anpassen. Häufig nehmen wir uns sehr anspruchsvolle Ziele vor. Wenn wir die nicht erreichen, sind wir demotiviert und geben auf. Dabei wäre es sinnvoller, den Anspruch an uns selbst vorübergehend zu senken.

3. Mach deine Fortschritte messbar

Dokumentiere deine Veränderungen. Einfache Gewohnheiten kannst du in einen Kalender oder in einer Checkliste eintragen. Auf diesen hakst du jeden erfolgreichen Tag ab. So freust du dich abends darauf, dein Häkchen setzen zu können und schon nach ein paar Tagen möchtest du deine Reihe nicht mehr reißen. Das tägliche Häkchen ist bald eine große Motivation für dich auch in schwachen Momenten stark zu bleiben.

So habe ich begonnen meinen Zuckerkonsum zu reduzieren. Ich nahm mir vor keine Säfte und Limonaden mehr zu trinken, keinen Zucker mehr in meinen Kaffee zu schütten und keine Süßigkeiten zu essen. Am ersten Tag gelang mir das schon und ich hakte diese drei Dinge in meiner Checkliste ab. Am zweiten Tag konnte ich schon wieder alle drei Häkchen setzen. Bald freute ich mich darauf, am Abend meinen Haken an den Tag zu machen. Nach etwa vier Wochen gab ich die Liste auf, denn es gelang mir nun auch so. Es ist gut möglich, dass es bei dir nicht sofort klappt. Lass dich davon nicht unterkriegen. Wenn du am ersten Tag nicht jedes Häkchen setzen kannst, dann versuche es tags darauf erneut. Bemühe dich solange, bis du eine kleine Reihe hast. Dann wird es leichter. Eine fertige Checkliste kannst du auf unserer Website herunterladen:
www.healthyhabits.de/download/Zucker-Checkliste.pdf

4. Erkenne die Auslösereize deiner Laster

Gewohnheiten laufen stets nach dem gleichen Schema ab: Sie beginnen mit einem Auslöser, dann erfolgt die Routine und am Ende steht eine Belohnung. Zu dieser kommen wir gleich. Lass uns zunächst über den Auslöser reden. Jede Gewohnheit beginnt mit einem Auslösereiz. Das heißt, wenn Situation X (der Auslöser) eintritt, dann beginnt Routine Y (die Gewohnheit). Wenn du auf deinem täglichen Heimweg beim Bäcker vorbeikommst und noch eine Streuselschnecke kaufst, ist das Erreichen des Bäckers der Auslöser dieser Gewohnheit. Bei schlechten Gewohnheiten wie dieser solltest du versuchen den Auslöser zu vermeiden. In diesem Fall würde es helfen, wenn du einen anderen Heimweg wählst. Der ist vielleicht ein bisschen weiter, dafür kommst du nicht beim Bäcker vorbei. Dieser kleine Umweg kostet dich weniger Überwindung, als beim Bäcker die Streuselschnecke *nicht* zu kaufen.

Die meisten Auslöser lassen sich jedoch nicht vermeiden. Isst du beispielsweise am Ende jeder Mahlzeit ein Dessert, ist das Ende der Hauptmahlzeit der Auslöser. Du kannst natürlich nicht aufhören ganze Mahlzeiten zu essen! Vielleicht greifst du auch jeden Abend beim Fernsehen zur Tafel Schokolade? Dann ist der gemütliche Fernsehabend dein Auslöser. Wahrscheinlich möchtest du nicht aufhören fernzusehen. In beiden Situationen wird der Auslöser bestehen bleiben. Deine Aufgabe ist nun, deine alte Routine (Dessert, Schokolade) durch eine neue zu ersetzen. Anstatt zur Süßigkeit könntest du zu einem Stück Obst oder Gemüse greifen. Karotten eignen sich gut, um sie beim Fernsehen zu knabbern und enthalten kaum Kalorien. Die neue Routine muss allerdings nicht zwangsweise aus Essen bestehen. Du könntest nach der Hauptmahlzeit aufstehen und dein Geschirr abwaschen. Das ist dann die neue Routine. Übrigens hilft es dir, deinen Kühlschrank Dessert-frei zu halten.

Egal, welches Laster du dir abtrainieren möchtest: Sie alle haben einen Auslöser, der in deinem Alltag immer wiederkehrt. Deine Aufgabe ist es, diesen Auslöser zu erkennen:

Wenn X passiert, dann mache ich Y. Im Anschluss solltest du überlegen, wie du den Auslöser vermeiden kannst. Ist das nicht möglich, überlege dir eine alternative Routine. So ersetzt du eine schlechte Gewohnheit durch eine bessere.

5. Belohne dich mit deiner Gewohnheit

Ich hatte es schon erwähnt: Am Ende einer Routine muss eine Belohnung stehen. Das können zum einen externe Belohnungen sein, die mit der Gewohnheit nichts zu tun haben. Hast du es beispielsweise geschafft, eine Woche lang auf Cola zu verzichten, könntest du dich ganz bewusst mit etwas belohnen, das dich glücklich macht. Das kann ein Kinobesuch sein, ein gutes Buch, ein neues Kleidungsstück – etwas, das du dir bewusst gönnst, weil du durchgehalten hast. Allerdings sollte es keine Süßigkeit sein und erst recht keine Cola. Du kannst dich nicht mit dem Laster belohnen, das du loswerden willst. Schließlich möchtest du dein Belohnungsempfinden auf etwas anderes kanalisieren und Belohnungen nicht dauerhaft mit Süßigkeiten in Verbindung bringen. Außerdem sind solche externen Belohnungen ohnehin nicht ideal. Sie suggerieren, dass die neue Gewohnheit eine Qual ist, die du auf andere Weise kompensieren musst.

Besser wäre eine interne Belohnung. Das heißt, die Belohnung steckt schon in der Gewohnheit. Deine Aufgabe besteht darin, die neue Gewohnheit so zu gestalten, dass sie für dich jederzeit erstrebenswert ist. Grundsätzlich sind das gute Gewohnheiten sowieso (warum würdest du sie sonst machen?), doch das positive Ergebnis liegt häufig erst weit in der Zukunft, sodass es schwierig ist dich *heute* zu überwinden. Du könntest dich zwar von Knäckebrot und Wasser ernähren und darauf hoffen, dadurch irgendwann abzunehmen oder gesünder zu sein. Doch du musst dich *sofort* belohnen, um an einer Gewohnheit dran zu bleiben. Daher musst du sie in die Belohnung einbauen. Für eine gesunde Ernährung bedeutet das, dass Essen und Trinken gut schmecken müssen. Sie sollen ein Genuss sein. Das ist auch ohne Zucker möglich. Es ist keineswegs so, dass nur ungesunde Dinge gut schmecken. Gesunde Lebensmittel schmecken besser, wenn du dir das Verlangen nach etwas Süßem erst einmal abgewöhnt hast. Allerdings sind gesunde Lebensmittel meist aufwendiger zuzubereiten. Deshalb ist es schwer, sich daran zu halten. Doch wenn du sie so zubereitest, dass sie lecker schmecken, belohnst du dich mit deiner Gewohnheit und hast gute Chancen, sie dauerhaft zu etablieren.

Deine Aufgaben

Nimm dir ein paar Minuten Zeit, um deine zuckrigen Gewohnheiten zu analysieren. Gehe gedanklich einen gewöhnlichen Tag durch und überlege, in welchen Situationen du etwas Süßes isst oder trinkst. Was passiert kurz davor (Auslösereiz)? Warum greifst du in diesen Situationen nicht zu einer gesunden Alternative? Welche Widerstände halten dich davon ab und wie kannst du sie reduzieren? Siehst du außerdem Möglichkeiten die Widerstände für deine ungesunden Laster zu erhöhen? Nimm dir konkrete gesunde Gewohnheiten vor und triff eine Vereinbarung mit dir selbst. Achte darauf, dass die gesunde Gewohnheit eine Belohnung für dich enthält und keine Qual ist.

Lass dich von diesen Aufgaben nicht erschlagen, aber blättere auch nicht einfach darüber hinweg. Ich weiß, du möchtest jetzt am liebsten die nächste Seite lesen. Das kann ich gut nachvollziehen und werde dich nicht davon abhalten. Aber bevor du das tust, schreibe dir diese Aufgaben auf oder fotografiere sie ab, sodass du sie nicht vergisst.

In sieben Schritten vom Zucker loskommen

Wer so viele süße Dinge isst, wie ich es damals tat, muss sich diesen süßen Geschmack wieder abgewöhnen. In dieser Phase wird die Sensibilität für Süßes neu justiert. Nach einer Weile schmeckst du auch in jenen Lebensmitteln etwas Süße heraus, die du vorher nicht als süß wahrgenommen hattest. Das heißt, wenn du dir etwas Süßes gönnen möchtest, brauchst du dafür weniger Zucker als bisher. Das ist die gute Nachricht! Allerdings musst du an diesen Punkt erst einmal gelangen. Schließlich ist da dieses ständige Verlangen nach Zucker, das dich zum Naschen verleitet. Doch es lässt nach. Bei einigen Menschen dauert es ein paar Wochen. Bei mir waren es nur wenige Tage, was vielleicht auch daran lag, dass ich ein neues Verlangen erschuf: nämlich, meine Regeln nicht zu brechen.

Und jetzt: Nie wieder Zucker?

Nein, keine Panik. Wir müssen nicht vollständig auf Zucker verzichten. Süßer Genuss in kleinen Mengen ist in Ordnung. Zucker ist kein akutes Gift, das sofort Schäden anrichtet, sondern ein chronisches, das bei hohem Konsum über Monate und Jahre krank macht.[15] Daher kannst du hin und wieder süß essen, solltest die Gesamtmenge jedoch deutlich reduzieren. Ich finde es leichter, *überwiegend* auf Zucker zu verzichten, als nur ein wenig darauf zu achten. Wie du weißt, kann ich nicht nur ein Stück Schokolade essen. Sobald sie angebissen ist, nutzen mir meine guten Vorsätze nichts mehr. Deshalb gönne ich mir Schokolade lieber bewusst als

Ausnahme zu besonderen Anlässen, aber esse sie nicht an einem gewöhnlichen Tag.
Trotzdem verzichte ich im Alltag nicht komplett auf Zucker, sondern esse süße Früchte und erlaube mir kleine Kompromisse. Kompletter Verzicht ist heute ohnehin kaum möglich, vor allem, wenn du mit anderen Menschen zusammenlebst. Folglich geht es in diesem Kapitel nicht um den vollständigen Verzicht, sondern um den bewussten Umgang mit Zucker. Schon mit wenigen Regeln kannst du deinen Konsum deutlich senken, und zwar ohne zu hungern. Spätestens nach ein paar Wochen wird das Verlangen nach Süßem nachlassen. Langfristig wird es dir an nichts fehlen. Das ist jedenfalls meine Erfahrung und die vieler Leser von Healthy Habits. Im Folgenden findest du die Regeln, die ich im Umgang mit Zucker selbst anwende:

1. Ich trinke keine Kalorien

Wir Deutschen trinken täglich 33 Gramm Zucker – das ist mehr Zucker, als wir an einem Tag insgesamt zu uns nehmen sollten (die WHO empfiehlt 25 Gramm).[16] Meine wichtigste Regel lautet daher keinen Zucker zu trinken. Ich trinke keine Limonaden, Eistees, Energy Drinks, kaum Alkohol und schütte mir keinen Zucker in den Kaffee oder Tee. Auch Säfte trinke ich so gut wie nie. Früher trank ich literweise Säfte und glaubte, mir damit etwas Gutes zu tun. Doch so einfach ist das nicht. Manche Fruchtsäfte enthalten mehr Zucker und Kalorien als die gleiche Menge Cola! Dieser Zucker ist nicht besser, nur weil er schon mal eine Frucht von innen gesehen hat. Zucker ist Zucker, sobald er nicht mehr in einer ganzen Frucht samt wertvoller Nähr- und Ballaststoffe gebunden ist.

All diese Getränke stehen reihenweise in hiesigen Supermärkten. Dort können wir uns vor Auswahl kaum retten.

Eigentlich verrückt, wenn wir uns vor Augen halten, dass unser Körper nur ein Getränk braucht: Wasser. Alles andere enthält unnötige oder schädliche Zusätze. Mit Wasser ist die Menschheit über Millionen von Jahren zurechtgekommen. Doch nun haben wir es geschafft unseren Flüssigkeitshaushalt aufzufüllen, ohne auch nur ein Glas Wasser zu trinken.

Dabei hat Wasser viele Vorteile – vor allem, wenn wir es aus der Leitung trinken: Es ist preiswert, stets verfügbar, wir müssen keine Kisten schleppen, es hat keine Kalorien, schont die Zähne und löscht den Durst, anstatt ihn weiter zu stimulieren. Mit diesen Argumenten liegt die Entscheidung für mich klar auf der Hand: Ich trinke fast ausschließlich Leitungswasser. Mit der Zeit habe ich mich so gut daran gewöhnt, dass ich es pur trinke. Doch wenn ich Gäste habe oder mich selbst nach etwas mehr Geschmack sehne, schnipple ich Obst oder Gemüse – z. B. Orangen, Kiwis, Zitronen, Gurken – in die Karaffe und erhalte ein fruchtiges Aroma. Auch Ingwer, Basilikum und Minze sind gute Ideen.

Neben Wasser trinke ich auch ungesüßten Kaffee und Tee. Wenn diese hochwertig sind, schmecken sie auch ohne Zucker oder Süßstoffe. Über meinen Kaffee streue ich manchmal eine Prise Zimt, das gibt ihm eine leicht süßliche Note.

Diese Umstellung gelang mir erstaunlich leicht. Dabei half mir die bereits erwähnte Checkliste, um mich zu motivieren. Die Umstellung von gesüßten Getränken auf einfaches Wasser halte ich heute für den wichtigsten Schritt zum bewussten Umgang mit Zucker.

Keine Regel ohne Ausnahme: Wenn ich abends ausgehe, bestelle ich mir kein Glas Wasser, sondern einen Wein oder ein Radler. Somit trinke ich Zucker, aber das kommt nur wenige Male im Monat vor. Falls du häufiger Alkohol trinkst, solltest du ihn in deine Überlegungen einbeziehen.

Alkoholika enthalten viele Kalorien und einige davon auch viel Zucker, vor allem Sekt, Mixgetränke, Cocktails und Liköre. Behandle diese als Süßigkeit, die du dir nur zu besonderen Anlässen gönnst.

Denke bei dieser – wie auch bei allen anderen Regeln – wieder an das 1 x 1 der Gewohnheiten aus dem vorangegangenen Kapitel. Das heißt, untersuche dein Verhalten hinsichtlich der Auslösereize: In welchen Situationen greifst du zu einem Getränk? Dann erhöhe die Widerstände für deine Laster und senke die Widerstände fürs Wassertrinken.

2. Ich frühstücke herzhaft

Früher frühstückte ich fast immer süß. Ich aß die süßen Kellogs-Produkte sowie weiße Brötchen mit Marmelade, Honig und gläserweise Nutella. Heute weiß ich, das war der ungünstigste Start in den Tag. Schon am frühen Morgen stellte ich meinen Körper auf Zucker ein. Von nun an würde er den gesamten Tag über immer mehr davon haben wollen. Außerdem bekam ich schnell wieder Hunger, da die leicht verdaulichen Kohlenhydrate meinen Blutzuckerspiegel in die Höhe schnellen ließen, der dann genauso schnell wieder abfiel.

Heute verzichte ich auf jeglichen süßen Brotaufstrich. Das heißt nicht, dass ich weniger esse oder hungere. Im Gegenteil: Ich esse gut und viel, sodass ich satt werde und einige Stunden über die Runden komme. Auch ohne Zucker ist das Frühstück für mich die beste Mahlzeit des Tages. Meine sättigenden Frühstücksalternativen zeige ich dir jetzt:

1. Brot/Brötchen: Ich esse gern Vollkornbrot und belege es mit Käse. Es gibt so viele Käsesorten, dass es nicht langweilig wird. Manchmal bereite ich mir einen Frischkäsedip selbst zu. Für Fleischesser ist Wurst eine weitere Option. Darüber hinaus gibt es Erdnussmus ohne zugesetzten Zucker und verschiedene Aufstriche aus der vegetarischen Abteilung (bei fertigen Aufstrichen auf die Zutatenliste achten!).

2. Müsli: Anstelle der Cornflakes gibt es Müsli, aber selbst bei dem vermeintlich gesunden Müsli halte ich die Augen offen, denn die meisten Müslis enthalten 15 bis 25 Prozent Zucker. Bevor ich auf den Zuckergehalt in Müslis achtete, aß ich es nicht nur morgens, sondern gern als Snack zwischendurch, weil es so verlockend schmeckte und sich gesund anfühlte. Mittlerweile mische ich mir mein eigenes Müsli ohne Zucker zusammen und esse davon automatisch weniger. Ich will dir nichts vormachen: Das schmeckt nicht genauso gut! Aber es ist gesünder. Ich verwende meistens ein einfaches Basismüsli, das nur aus Hafer- oder Dinkelflocken besteht. Zucker ist darin nicht enthalten. Hinzu füge ich eine Auswahl an Nüssen und Trockenfrüchten.

Eine Auswahl möglicher Zutaten:

- Haferflocken
- Dinkelflocken
- Amaranth
- Leinsamen
- Chia-Samen
- Haselnüsse
- Walnüsse
- Cashewkerne
- Mandeln
- Sonnenblumenkerne
- Kürbiskerne

- Rosinen
- Goji-Beeren
- Datteln
- Trockenpflaumen
- Aprikosen (getrocknet)

Ich empfehle, das Müsli nicht erst zum Frühstück zu mischen, da das einen Moment dauert und du dadurch bald die Lust verlieren könntest. Fülle am besten einen großen Behälter mit deiner Lieblingsmischung. Daraus kannst du dich jeden Morgen bedienen.

Mein Müsli esse ich mit Joghurt, Milch oder einem Milchersatz (Mandel-, Hafer-, Kokos- oder Sojamilch). Meistens füge ich auch frisches Obst hinzu. Am leckersten schmeckt mir dieses Müsli, wenn ich die Flocken bereits eine halbe Stunde vorher (oder am Vorabend) in der Flüssigkeit einweiche.

3. Porridge: Haferbrei hat hierzulande einen Beigeschmack des Langweiligen, daher nenne ich ihn mal *Porridge*. Dafür koche ich Haferflocken in einer Flüssigkeit auf. Die kalorienärmste Variante ist Wasser, allerdings schmeckt der Brei dann nach nichts. Etwas leckerer wird er mit Kuhmilch oder Mandelmilch. Mein Favorit ist jedoch Kokosmilch.

Porridge kannst du mit frischem Obst, Trockenfrüchten oder Nüssen anreichern. Im Sommer mische ich kurz vorm Servieren ein paar Beeren unter den Brei. Auch eine Variante mit Mandeln, Apfel und Kokosraspeln finde ich sehr lecker. Deiner Fantasie sind keine Grenzen gesetzt. Probiere einfach aus, was dir in den Sinn kommt. Du kannst nichts falsch machen.

4. Obstsalat: Manchmal bereite ich mir einen kleinen Obstsalat mit Joghurt zu. Dazu schnipple ich ein bisschen Obst und mische Naturjoghurt darunter. Zusätzlich gebe ich für eine interessantere Konsistenz Nüsse oder Müsli dazu.

5. Chia-Pudding: Chia-Samen sind als sogenanntes Superfood ein Trendlebensmittel. Zwar reizen mich Trends grundsätzlich nicht, aber ein Chia-Pudding ist immerhin eine gute Frühstücksalternative. Dafür gebe ich die Samen in Milch bzw. einen Milchersatz und lasse sie für 30 Minuten aufquellen (das kannst du auch am Vorabend vorbereiten). Alternativ kannst du den Samen in Milch aufkochen und warm genießen.

Die Chia-Samen haben keinen Eigengeschmack, daher ergänze ich Obst. Der Fruchtanteil sollte recht groß sein, damit diese Mahlzeit gut schmeckt.

6. Eier: Wie wäre es mit einem proteinhaltigen Frühstück? Ich bereite mir gern Eier in allen Varianten zu: gekocht, gerührt, als Spiegelei oder als Omelette.

Je mehr Zeit du mitbringst, desto raffiniertere Ei-Variationen kannst du zubereiten. Rührei kannst du beispielsweise mit Frühlingszwiebeln, Tomaten, Pilzen, Kräutern, Sonnenblumen- oder Kürbiskernen oder geriebenen Karotten anreichern. Ähnlich kreativ kannst du mit Omelettes werden: Gib z. B. Käse, getrocknete Tomaten, Champignons, Petersilie oder Basilikum dazu. Das meiste davon kannst du bunt miteinander kombinieren.

Zusätzlich könntest du deine Ei-Variation zu einem englischen Frühstück aufwerten einschließlich Bohnen, Tomaten, Champignons und Würstchen.

7. Herzhafte Crêpes oder Pancakes: Bei Pancakes denke ich zuerst an süßen Sirup, aber es geht auch herzhaft. Sie schmecken auch mit Käse, Speck, Joghurt oder Obst.

8. Smoothie: Mein Favorit ist es nicht, da ich etwas Richtiges im Magen brauche, aber manchen Menschen genügt schon ein selbst gemachter Smoothie aus Obst und Gemüse zum Frühstück. Ich empfehle keine reinen Obst-Smoothies, da der Zuckergehalt sehr hoch ist. Je mehr Gemüse du hinzugibst, desto gesünder wird es. Rezepte findest du bei Google, wenn du nach „Grüne Smoothies" suchst.

Es gibt eine Reihe von Möglichkeiten ungesüßt – aber lecker – zu frühstücken. Dass dir keine Alternativen zu Cornflakes und Nutella einfallen, kann keine Ausrede sein. Ich empfehle dir, diese Optionen wahrzunehmen. Versuche nicht, süß zu frühstücken und dafür *weniger* zu essen. Damit betrügst du dich nur selbst, denn du bekommst schnell wieder Hunger und hast den ganzen Tag über Lust auf Süßes. Frühstücke lieber ausgiebig, aber zuckerarm.

3. Ich esse (fast) keine Süßigkeiten

Der weitgehende Verzicht auf Süßigkeiten ist für mich der dritte große Hebel. Das versteht sich eigentlich von selbst, wenn wir weniger Zucker konsumieren möchten. Doch ich nenne es bewusst, da Süßigkeiten früher mein größtes Problem waren und es auch heute noch sind, wenn ich erst mal anfange. Unter Süßigkeiten verstehe ich z. B. Schokolade, Schokoriegel, Fruchtgummi, Bonbons, Kekse und Eiscreme. Im Supermarkt habe ich schon lange nichts mehr dergleichen gekauft. Dennoch bekomme ich immer wieder Süßigkeiten geschenkt. Zum Geburtstag, an Weihnachten und anderen

Feiertagen erhalte ich Süßigkeiten als kleine Aufmerksamkeit. Das ist lieb gemeint und ich esse sie auch immer pflichtbewusst. Doch genau das ist mein Problem: Ich kann sie nicht einfach liegen lassen. Was ich zu Hause habe, esse ich auf. Daher habe ich meine Familie gebeten, mir an Feiertagen keine Süßigkeiten mehr zu schenken. Zwar esse ich an Weihnachten trotzdem welche, doch wenn ich wieder zu Hause bin, habe ich nichts da und vermisse auch nichts. Das Verlangen kommt erst zurück, sobald die Schokolade auf meiner Zunge schmilzt.

4. Stattdessen esse ich gesunde Snacks

Am liebsten ersetze ich Süßes durch Obst – das enthält auch Zucker, aber ist viel gesünder. Früchte enthalten all die Nährstoffe, die unser Körper braucht und die uns satt machen. Durch die natürlichen Ballaststoffe steigt der Blutzuckerspiegel nur langsam an, sodass weniger Insulin ausgeschüttet wird und die Energie nicht in den Fettpolstern landet. Außerdem macht Obst nicht süchtig, denn in ihm ist kaum Fett enthalten. Wie du weißt, ist es die fatale Kombination aus Fett und Zucker in verarbeiteten Lebensmitteln, die das Suchtverhalten auslöst.

Ich habe immer Obst zu Hause. Sobald sich der Vorrat dem Ende zuneigt, kaufe ich Nachschub. Wenn mich die Lust auf etwas Süßes packt, greife ich zum Obst. Am besten funktioniert das mit Saisonobst, denn in der Hochsaison schmecken die Früchte am besten und sind am süßesten. Ich empfehle auch dir zu Hause und im Büro immer Obst vorrätig zu haben. Es muss für dich wesentlich leichter sein, eine Banane oder einen Apfel zu essen als ein Stück Schokolade. Nur dann kann es zur Gewohnheit werden.

Natürlich ist auch hier das Maß entscheidend. Ich richte meine Ernährung nicht allein aufs Obst aus. Vielmehr dient es mir als Snack zwischendurch. Falls du besonders streng auf den Zuckergehalt der Früchte achten möchtest, findest du bei Google unter dem Suchbegriff „Fructose Tabelle" eine Liste mit verschiedensten Früchten und deren Zucker- bzw. Fructosegehalt. Wenn du dein Obst jedoch in Maßen isst, halte ich das für übertrieben.

Es muss nicht immer ein süßer Snack sein. Für den kleinen Appetit zwischendurch kann ich auch etwas anderes essen. Gemüse ist die mit Abstand gesündeste Wahl. Damit kannst du nie falsch liegen. Überlege dir, welche Gemüsesorten du am liebsten isst – unter denen, die du roh verzehren kannst. Wenn es um einen Snack geht, darf die Zubereitung nicht lange dauern. Ich esse z. B. gern Karotten. Zwei oder drei Stück sind schnell geschält. Wenn ich richtig motiviert bin, teile ich sie noch in kleine Sticks. Kannst du dich dazu nicht aufraffen, kauf dir Baby-Karotten im Supermarkt. Auch Gurken, Paprika, Tomaten, Kohlrabi oder Oliven sind eine gute Alternative. Sie alle kannst du ohne viel Aufwand sofort verzehren und davon so viel essen wie du möchtest. Um sie geschmacklich noch etwas aufzupeppen, kannst du einen Dip dazu nehmen – am besten selbst zubereitet aus Frischkäse, Kräutern und Gewürzen.

Gemüse und Obst sind für mich die gängigsten Snackalternativen, weil sie die ursprünglichsten Lebensmittel sind. Sie sind die ultimativen gesunden Snacks. Wenn der Hunger etwas größer ist, steht mir der Sinn jedoch nach etwas anderem. Dann esse ich eine kleine Portion Müsli (zuckerarm) mit Joghurt. Auch zu einer Scheibe Vollkornbrot mit Käse greife ich gern. Mit Abstrichen empfehlen kann ich Nüsse und Trockenobst. Nüsse (ungesalzen!) sind natürliche Lebensmittel und somit grundsätzlich gut. Allerdings sind sie sehr fetthaltig und haben eine entsprechend hohe Energiedichte. Da sie so klein und handlich sind, neige ich dazu, zu viel davon zu essen. Wenn du das unter Kontrolle hast, sind Nüsse jedoch eine gute Alternative. Für Trockenobst gilt das Gleiche. Zwar ist es grundsätzlich Obst und damit gesund, aber der Zuckergehalt ist bei Trockenfrüchten deutlich höher als bei frischem Obst. Manchmal wird sogar noch Zucker zugesetzt, z. B. bei Cranberries. Daher genieße ich Trockenobst nur in Maßen und mit Vorsicht.

Was auch immer du snackst, lass die Finger von verarbeiteten Lebensmitteln, erst recht von den zuckerhaltigen. Dazu zählen auch Müsliriegel. Sie werden als gesundes Produkt verkauft, enthalten aber große Mengen Zucker. Wenn du dir nicht gerade deinen eigenen Riegel ohne Zucker backst, lass es lieber sein. Auch salzhaltige Snacks sind keine gute Wahl. Tappe nicht in die Falle, einen zuckrigen Snack durch Kartoffelchips oder Salzstangen zu ersetzen. Damit hast du nicht viel gekonnt. Der hohe Fett-Salz-Anteil regt deinen Appetit an und führt ebenfalls zu einem suchtähnlichen Verhalten. Mir schmecken Kartoffelchips nicht einmal, aber wenn ich damit anfange, kann ich trotzdem nicht aufhören. Daher gilt: industriell verarbeitete Snacks mit Zucker, Salz und Fett sind tabu.

5. Dessert und Kuchen sind eine Ausnahme

Es gab Zeiten, da aß ich zwei Desserts am Tag – oder mehr. Das waren nicht einmal Desserts im eigentlichen Sinne, sondern Naschereien zwischendurch. Die Supermärkte sind voll davon: Fruchtjoghurts, Quarkspeisen, Pudding, Milchreis, Götterspeisen. Sie alle sind für den kleinen Hunger zwischendurch, dabei wird dank ihnen aus dem kleinen Hunger nur ein noch größerer Hunger! Ein Dessert oder ein Stück

Kuchen sollen bei mir wieder zu dem werden, was es vor Jahrzehnten einmal war: etwas Besonderes, das es vielleicht mal sonntags gibt. Ich glaube, viele Menschen haben heute das Gefühl, nach fast jeder Mahlzeit ein Dessert zu *brauchen*. Das ist jedoch nur eine erlernte Sucht.

Wenn ich im Restaurant essen gehe, bestelle ich kein Dessert und kaufe mir selten ein Stück Kuchen beim Bäcker. Wenn doch, dann nur etwas, das mir richtig gut schmeckt. Kein So-lala-Teilchen, das aber genauso ungesund ist. Bin ich hingegen als Gast eingeladen, esse ich alles, was auf den Tisch kommt. Dann merke ich zwar, dass ich kaum wieder aufhören kann, doch sobald ich wieder nach Hause gehe – in mein kontrolliertes Umfeld –, lebe ich problemlos weiter nach meinen Regeln. Daher kann ich die temporäre Sucht akzeptieren. Doch das ist nur meine persönliche Entscheidung und müsste wahrscheinlich nicht sein. Die meisten Menschen würden dich unterstützen, wenn du ihnen erklärst, dass du auf Zucker weitgehend verzichtest, um gesünder zu leben. Daher könntest du auch in sozialen Situationen nach deinen Regeln leben.

Auch zu Hause sind ein Stück Kuchen oder ein Dessert manchmal völlig in Ordnung. Wenn das eine Sünde sein soll, dann sündige ich auch, wenn ich Gäste zu Besuch habe. Wenn du ein Dessert für deine Familie oder Freunde anbieten möchtest, dann bereite es selbst zu. Kaufe möglichst nichts Fertiges, keinen Kuchen aus dem Supermarktregal, keine Fruchtjoghurts, keinen Milchreis und andere industriell produzierte Waren. Diesen Produkten fehlen jegliche Nährstoffe und der Fruchtjoghurt hat noch nie eine echte Frucht gesehen. Dafür enthält er alle möglichen Zusatzstoffe, die nicht in deinen Körper gehören. Frische Zutaten sind besser. Nur so kannst du den Zuckergehalt kontrollieren. Die meisten Rezepte sparen nicht mit dem Zucker, aber kein Rezept ist in Stein gemeißelt. Du kannst meistens 30 bis 50 Prozent weniger Zucker beimischen, als auf dem Rezept angegeben und das Dessert oder der Kuchen schmecken trotzdem noch süß – versprochen! Im Internet findest du auch Rezepte, die ganz ohne Zucker auskommen. Darüber hinaus gibt es spezialisierte Rezeptbücher zum gleichen Thema. Aber Achtung: Viele Rezepte sehen einen Zuckerersatz vor. Das ist keine Lösung, dazu komme ich gleich noch.

Selbst zubereitete Kuchen und Desserts haben einen weiteren Vorteil: Du weißt sie automatisch mehr zu schätzen. Anstatt einen Becher aufzureißen und den Inhalt zu verschlingen, wirst du das selbst gemachte Dessert schön anrichten, mehr genießen und dich anschließend besser fühlen.

6. Ich vermeide Zuckerersatz

Vor einer Weile suchte ich im Internet nach zuckerfreien Frühstücks-, Dessert- und Snackrezepten. Da *zuckerfrei* ein Trend ist, fand ich viele Rezepte, die versprachen ohne Zucker auszukommen. Allerdings muss man sie schon wörtlich nehmen, um ihnen keine Lügen zu unterstellen. Zwar enthielten sie alle keinen Haushaltszucker, dafür aber Alternativen wie Agavendicksaft, Kokosblütenzucker und Reissirup, Zuckeraustauschstoffe wie Xylith und Erythrit oder synthetische Süßstoffe wie Stevia. Die wenigsten zuckerfreien Rezepte kamen ohne einen solchen Zusatz aus.

Sowohl die Rezepte als auch die jeweiligen Produkte bedienen unseren Wunsch nach dem Heiligen Gral: Ein Mittel, das zuckersüß und gleichzeitig gesund ist. Wir möchten gern glauben, dass sich beides vereinbaren lässt. Wenn Zucker ungesund ist, müssen wir ihn eben durch etwas anderes ersetzen. So werden immer wieder neue Zuckeralternativen ausgegraben, die sich in ihren Gesundheitsversprechen gegenseitig übertreffen. Die einen glauben an Agavendicksaft, die anderen an Erythrit und manche an den Kokoszucker. Je teurer das Produkt ist, desto gesünder fühlt es sich an.

Aus meiner Sicht ist das Augenwischerei. Zuckeralternativen beruhigen vielleicht das Gewissen, aber mehr leisten sie nicht. Wie sich Zucker ersetzen lässt, ist die falsche Frage. Dennoch möchte ich sie zum besseren Verständnis beantworten, bevor ich am Ende dieses Abschnitts zu einer nützlicheren Fragestellung komme.

Der süße Zuckerersatz lässt sich in drei Gruppen einteilen:

1. Natürliche Zuckeralternativen

Die erste Gruppe ist mir die sympathischste. Dabei handelt es sich um natürliche Produkte, die nicht oder nur wenig verarbeitet wurden. Ihnen wird häufig nachgesagt, gesund zu sein, da sie Nährstoffe wie Mineralien und Vitamine enthalten. Das mag stimmen, doch wer Nährstoffe will, soll lieber Gemüse und Obst essen, anstatt sie in Süßungsmitteln zu suchen.

Zu den natürlichen Zuckeralternativen zählen:

- Honig
- Sirup (z. B. Ahornsirup, Reissirup, Zuckerrübensirup)
- Dicksäfte (z. B. Agaven-, Apfel-, Birnendicksaft)
- Kokosblütenzucker (Palmzucker aus der Kokospalme)
- Rohrohrzucker und Vollrohrzucker

Honig ist das einzige Produkt, das ich manchmal anstelle von Zucker verwende. Ich nutze Honig allerdings nicht als Ersatz, sondern als Ergänzung, da er anders schmeckt. Manchen Speisen füge ich lieber Zucker hinzu, anderen lieber Honig. Aber ich bin mir bewusst, dass es im Wesentlichen das Gleiche ist.

Die anderen Alternativen genießen aus verschiedenen Gründen einen guten Ruf: Agavendicksaft und Kokosblütenzucker haben einen vergleichsweise geringen glykämischen Index, deshalb lassen sie den Blutzuckerspiegel weniger stark ansteigen. Dadurch schüttet die Bauchspeicheldrüse weniger Insulin aus, sodass weniger von den Kalorien in den Fettpolstern landet. Dabei wird gern vergessen, dass Agavendicksaft zu 70 bis 90 Prozent aus Fructose besteht. Diese löst zwar kein Insulin aus, kann aber zu einer Fettleber und Typ 2 Diabetes führen. Somit ist Agavendicksaft für mich das Letzte, was ich meinen Speisen hinzufügen möchte – obwohl er als gesund vermarktet wird. Reissirup wiederum enthält keine Fructose und eignet sich daher für Menschen, die diese nicht vertragen. Rohrohrzucker und Vollrohrzucker sind weniger stark verarbeitet als Industriezucker und deshalb beliebter.

Aber machen wir uns nichts vor: Letztendlich sind Zucker, Honig, Sirup, Dicksaft & Co. das Gleiche. Sie bestehen zu großen Teilen aus Glucose und Fructose (bis auf die Ausnahme Reissirup). Sie alle sind süß, haben viele Kalorien und der Körper reagiert auf sie ähnlich wie auf Zucker. Würde ich sie verwenden, müsste ich mit ihnen genauso sparsam umgehen wie mit Haushaltszucker.

Ich vermute, diese Zuckeralternativen werden hauptsächlich wegen des guten Gefühls gekauft, das ihnen angedichtet wird. Bei einem süßen Produkt, das den schönen Namen „Kokosblütenzucker“ trägt, bekomme selbst ich fast Lust zehn Euro für ein Kilogramm zu bezahlen.

2. Zuckeraustauschstoffe

Die Alternativen der zweiten Gruppe nennen sich Zuckeraustauschstoffe oder Zuckeralkohole. Sie sind ähnlich süß wie Zucker, haben aber weniger Kalorien, lassen den Blutzuckerspiegel langsamer ansteigen und schaden den Zähnen nicht. Sind sie der Heilige Gral?

Ich weiß es nicht. Ich verstehe nicht einmal, wie sie hergestellt werden. Dafür hätte ich im Chemieunterricht besser aufpassen müssen. Zwar werden Zuckeralkohole aus natürlichen Rohstoffen gewonnen, aber erst im Labor zu dem Produkt gemacht, das ich im Laden kaufen kann.

Es gibt eine Reihe von Zuckeraustauschstoffen, die in der EU zugelassen sind. Eine umfassende Liste findest du bei Wikipedia. Die größte Relevanz haben Xylit und Erythrit. Beide werden im Handel unter verschiedenen Markennamen verkauft. Sie sind deutlich teurer als Zucker und somit ein neuer Markt für die Industrie. Ein Kilogramm Erythrit kostet etwa zehn Euro (bei nur 70 Prozent der Süßkraft von Zucker). Dafür enthält es keine Kalorien.

Vor allem die Kalorien scheinen ein großes Argument für Erythrit & Co. zu sein. Allerdings muss man dafür an die Bedeutung von Kalorien glauben. Das kann ich nicht mehr. Aus meiner Sicht ist nicht die Quantität der konsumierten Energie entscheidend, sondern die Qualität. Je hochwertiger ein Lebensmittel in seiner Zusammensetzung ist, desto schlanker und gesünder bleiben wir. Aber wie hochwertig ist etwas, das im Labor entstanden ist? Das passt nicht zu meiner Philosophie des echten Essens.

Gesundheitsschädlich sollen Zuckeralkohole nicht sein, sonst wären sie kaum zugelassen worden (in größeren Mengen haben sie jedoch eine abführende Wirkung). Ob es nicht dennoch gravierende Folgeschäden gibt, erfahren wir vielleicht erst in Jahrzehnten. Die Erfahrung mit industriell gefertigten Lebensmitteln zeigt, wenn der Mensch in die Ernährung eingreift, ist das nicht unbedingt zu seinem Besten.

3. Synthetische Süßstoffe

Die dritte Gruppe des Zuckerersatzes sind Süßstoffe. Diese werden künstlich hergestellt und sind im Gegensatz zu den Austauschstoffen nicht einmal natürlichen Ursprungs. Die bekanntesten Süßstoffe sind Acesulfam, Aspartam, Cyclamat, Saccharin und Sucralose.

Süßstoffe übertreffen die Süßkraft von Zucker um ein Vielfaches, haben nahezu keine Kalorien und sind billig. Daher verwendet die Industrie sie in Light-Produkten. Früher aß und trank ich diese selbst, lasse heute aber die Finger davon.

Süßstoffe haben für mich mehrere Nachteile:

- Sie sind weit davon entfernt echte Nahrung zu sein. Nichts an ihnen ist echt, alles ist künstlich.
- Sie schmecken nicht so gut wie Zucker, sondern haben einen metallischen Geschmack.
- Gerüchte über gesundheitliche Langzeitfolgen (wie die Begünstigung von Krebszellen) halten sich hartnäckig. Ich kann nicht einschätzen, wie viel dran ist, aber auf dieses Risiko verzichte ich gern.
- Zwar enthalten Süßstoffe keine Kalorien, aber es ist ungeklärt, ob der Körper auf Süßstoffe nicht trotzdem genauso reagiert wie auf Zucker (Insulinausstoß) und wir dadurch noch mehr Appetit auf Süßes bekommen. Ich habe festgestellt, dass ich nach dem Verzehr von Light-Produkten mehr Hunger habe als vorher.

Aus diesen Gründen verwende ich keine Süßstoffe und meide Light-Produkte.

Auch ein Süßstoff: Stevia

Stevia wird gern als gesundes Süßungsmittel vermarktet, weil es aus einer Pflanze gewonnen wird. Coca Cola kleidet sein Steviagetränk in ein grünes Etikett, um ein gesundes Produkt zu suggerieren. Wer sich bisher fragte, ob Cola Light gesünder ist als die Original-Cola, kann sich nun für den Kompromiss Cola Life entscheiden: Sie enthält sowohl Zucker als auch Süßstoff, denn Stevia ist nichts anderes als ein weiterer synthetisch hergestellter Süßstoff. Von Natürlichkeit keine Spur. Es weist die gleichen Merkmale auf wie die bereits genannten Süßstoffe: Stevia ist eine chemische Verbindung, die Süßkraft übersteigt die des Zuckers um das Dreihundertfache, es enthält keine Kalorien und hat einen merkwürdigen Eigengeschmack.

Stevia wird von der Europäischen Lebensmittelbehörde als unbedenklich eingestuft, aber mit Einschränkungen. Die zugelassenen Höchstmengen sind so gering, dass Unternehmen ihre Produkte nicht ausschließlich mit Stevia süßen können, weil sie die Grenzen überschreiten würden. Folglich ist auch das nach seiner Zulassung gehypte Stevia mittlerweile entzaubert und nur ein weiterer Stoff aus dem Chemielabor.

Es ist mühsam alle Alternativen zu recherchieren und zu entscheiden, welche die Beste ist. Das macht meine Ernährung unnötig kompliziert. Aus meiner Sicht habe ich nichts zu gewinnen, wenn ich Zucker durch ein anderes Süßungsmittel ersetze. Die natürlichen Zuckeralternativen sind teuer. Der billigste Zuckerersatz ist künstlich. Und die Zuckeraustauschstoffe sind sowohl teuer als auch künstlich. Kein

Zuckerersatz ist förderlich für meine Gesundheit. Sie alle sind entweder ungesünder als Zucker, genauso ungesund oder ein bisschen weniger ungesund. Egal, was auf der Verpackung steht, wie grün das Etikett ist oder wie schön der Name klingt („Kokosblütenzucker“), nichts davon ist gesund.

Anstatt sich zu fragen, wie man Zucker ersetzen kann, sollte die eigentliche Frage lauten, ob wir nicht auch mit weniger Süße auskommen können. Die Erwartungshaltung, dass unsere Nahrung süß sein muss, ist das eigentliche Problem. Da wir an jeder Straßenecke von süßen Versuchungen umgeben sind, ist es für uns normal geworden, jeden Tag zuckrig zu essen. Ich kann davon ein Lied singen! Je häufiger wir süß essen, desto mehr Süße brauchen wir, um ein Lebensmittel noch als süß zu empfinden. Mit der Zeit steigern wir uns ins Unermessliche. Die einzige gesunde Lösung ist, diese Spirale anzuhalten und umzukehren. Indem wir weniger Zucker (und weniger Zuckerersatz) konsumieren, gewöhnen wir uns das Verlangen nach Süßem ab, unsere Geschmacksrezeptoren werden empfindlicher und können wieder die Süße in natürlichen Lebensmitteln herausschmecken, ohne dass wir noch mehr Zucker & Co. zusetzên müssen.

Das muss nicht von heute auf morgen passieren. Wir können es langsam angehen, indem wir heute etwas weniger Zucker in den Tee kippen, ein Glas weniger Cola trinken oder zur Zartbitter- statt zur Vollmilchschokolade greifen. Wir müssen nicht einmal ganz konsequent sein, denn absoluter Verzicht erhöht nur den Widerstand gegen eine gesunde Ernährungsumstellung. Meine Devise lautet: Wenn ich süß essen möchte, erkenne ich es als bewusste Ausnahme an und bin ehrlich zu mir selbst. Ich möchte meinen Körper nicht austricksen! Deshalb verwende ich ausnahmsweise Zucker oder Honig. So oft kommt das nicht vor. Eine 500-Gramm-Packung Zucker hält bei mir mehrere Monate und ein kleines Glas Honig viele Wochen.

Außerdem mache ich mir die Süße aus echten Früchten zunutze. Ich schnipple frisches Obst ins Frühstück oder süße ein Dessert mit Datteln oder anderen Trockenfrüchten. Manchmal genügt für eine süße Note schon ein bisschen Zimt oder Vanille. Doch überwiegend versuche ich mit wenig Süße auszukommen, füge selten Zucker zu meinen Speisen und experimentiere auch nicht mit Zuckerersatz. Denn es gibt nur eines, das gesünder ist als Zucker: kein Zucker.

7. Ich esse kaum verarbeitete Produkte

Ist dir etwas aufgefallen? Alle Lebensmittel, von denen ich dir abrate, haben etwas gemeinsam: Sie sind keine echten Lebensmittel im eigentlichen Sinne, sondern industriell verarbeitete Produkte. Das trifft auf alle Getränke zu, die du im Supermarkt findest. Es betrifft das süße Frühstück (Schokoaufstrich, Cornflakes etc.), Süßigkeiten, Snacks, Desserts aus dem Kühlregal und teilweise auch Kuchen bzw. Teilchen, die nur noch im Backshop aufgebacken werden. Sie alle sind in großen Fabriken entstanden, in denen Unternehmen Produkte zusammenmischen, die häufig auf der gleichen Rezeptur beruhen: Fett und Zucker. Vitamine, Ballaststoffe und gesunde Nährstoffe sind jedoch kaum enthalten. Selbst wenn sie künstlich zugesetzt werden, haben sie nicht die gleiche Wirkung wie in einem echten Lebensmittel.

Ich versuche heute auf industriell verarbeitete Produkte weitgehend zu verzichten. Gänzlich gelingt es mir nicht, da es sehr aufwendig ist, alles selbst zuzubereiten. Doch wenn möglich, versuche ich es. Anstatt eines Fruchtjoghurts kaufe ich lieber den Naturjoghurt und füge selbst Früchte oder selten auch mal Honig dazu. Die fertige Salatsauce meide ich und mache lieber selbst eine. Auch Pesto, Frischkäsedip und Apfelmus bereite ich selbst zu. Ich koche heute wesentlich häufiger, als ich es noch vor ein paar Jahren tat. Seitdem habe ich viel über Ernährung gelernt und vor allem macht es mir Spaß. Klar, habe ich nicht jeden Tag Lust am Herd zu stehen, aber ich mache es mehrmals in der Woche und wenn ich mich dazu durchgerungen habe, fühle ich mich anschließend besser. Es ist viel schöner, die Früchte der eigenen Arbeit zu essen, als eine Tütensuppe aufzureißen. Über den Zucker hinaus sehen wir bei Healthy Habits viele Gründe für eine Ernährung mit echten Lebensmitteln. Da uns das Thema so wichtig ist, haben wir das bereits erwähnte Buch „Esst Echtes Essen!“ geschrieben.

Vermutlich wirst du dennoch einige abgepackte Produkte kaufen, das mache ich auch. In diesen Fällen empfehle ich dir zur kleinstmöglichen Verpackung zu greifen. Es ist längst nachgewiesen, dass wir von einem Lebensmittel weniger essen oder trinken, wenn die Verpackung kleiner ist. Ist das Preis-/Leistungsverhältnis bei kleinen Verpackungen schlechter? Ja! Aber wenn es dir hilft, vom Zucker loszukommen, dann ist das ein kleiner Preis für ein großes Ziel.

Manche Grundnahrungsmittel sind verarbeitet, weil wir sie nicht roh essen können. Bei nur wenigen Verarbeitungsschritten finde ich das grundsätzlich in Ordnung. Allerdings bestehen sie häufig aus leicht verdaulichen Kohlenhydraten. Davon sollten wir möglichst wenig essen, um die in ihnen enthaltene Glucose zu reduzieren. Zucker ist der Klassiker unter den leicht verdaulichen Kohlenhydraten. Aber es gibt noch mehr: Auch Weißmehl, weißer Reis und Pasta sind leicht verdauliche Kohlenhydrate, die in einem hohen Insulinausstoß resultieren und kurz darauf zu Heißhunger führen. Essen wir viel davon, ist es schwerer auf Zucker zu verzichten, da das Verlangen stets präsent bleibt. Stattdessen sollten wir Lebensmittel konsumieren, die viele Ballaststoffe enthalten, denn die bremsen den Anstieg des Blutzuckerspiegels: Vollkornprodukte, Hülsenfrüchte, Nüsse, Gemüse und Obst.

Ich fasse die sieben Schritte noch einmal zusammen:

1. Ich trinke keine Kalorien
2. Ich frühstücke herzhaft
3. Ich esse (fast) keine Süßigkeiten
4. Ich esse gesunde Snacks
5. Dessert und Kuchen mache ich zur Ausnahme
6. Ich vermeide Zuckerersatz
7. Ich esse kaum verarbeitete Produkte

Deine Aufgaben

Falls du nun motiviert bist deinen Zuckerkonsum zurückzufahren, aber nicht weißt, wo du anfangen sollst: Gehe die oben genannten sieben Schritte durch und erstelle eine Liste mit zuckerhaltigen Produkten, die du ab heute nicht mehr essen oder trinken möchtest. Schreibe alle untereinander auf und vergiss nicht die vermeintlichen Diätprodukte! In eine zweite Spalte schreibst du echte Lebensmittel, die du stattdessen verzehren möchtest (z. B. Wasser statt Cola, Käse statt Marmelade etc.). Wenn du es für realistisch hältst, beginne heute mit der Umsetzung. Falls du dich davon überfordert fühlst, wähle einzelne Schritte aus, mit denen du beginnen möchtest. Produkte, auf die du verzichten möchtest, kannst du in unsere Anti-Zucker-Checkliste eintragen.

Wie du dein Umfeld für gesündere Gewohnheiten einrichtest

Als Gewohnheitstiere werden wir durch unser Umfeld geformt. Was um uns herum geschieht, beeinflusst unser Verhalten jeden Tag. Unser freier Wille ist nicht so frei, wie wir glauben möchten. Schon in der Kindheit prägt uns das Familienleben. So wie wir aufwachsen, essen wir später auch. Wenn es im Elternhaus normal ist, Fertigessen aufzuwärmen und täglich Süßigkeiten zu essen, dann wirst du es später nicht besser wissen. Ich bin in einem Haushalt aufgewachsen, in dem abends und am Wochenende gut gekocht wurde. Aber unter der Woche aß ich tagsüber Fertiggerichte und hatte fast unbeschränkten Zugang zu Süßigkeiten, den ich mir zunutze machte. Damals sagte ich mir noch, dass es besser würde, wenn ich erst mal meinen eigenen Haushalt führte. Dann würde ich mir keine Süßigkeiten mehr kaufen. Doch es kam anders. In meinem eigenen Haushalt kochte ich nicht, weil ich es nie gelernt hatte. Süßigkeiten sowie süße Getränke kaufte ich trotzdem.

Der zuckerarme Haushalt

Damit du deine gesunden Gewohnheiten langfristig durchhältst, musst du zunächst deinen Haushalt darauf ausrichten. Du kannst nicht dauerhaft gegen eine Umgebung ankämpfen, die auf Zucker ausgelegt ist. In drei Schritten reduzierst du den Zucker in deinem unmittelbaren Umfeld:

1. Miste mal aus

Der erste Schritt ist eine klare Sache. Du musst all das süße Zeug loswerden, das sich in deinen Schränken versteckt und von dem du im vorangegangenen Kapitel schon beschlossen hast, dass du es nicht mehr verzehren möchtest. „Ja, aber", magst du denken, „Was ist, wenn ich doch nicht durchhalte? Dann brauche ich das ja noch." Das wäre ein klarer Fall dafür, dass du dein Denken noch nicht umgestellt hast. Wenn du gesunde Gewohnheiten annehmen möchtest, musst du deinen Kopf mitnehmen! Ungesunde Zuckerbomben *brauchst* du ab heute nicht mehr. Gehe doch erst mal davon aus, dass du sie auch in Zukunft nicht mehr brauchen wirst. Glaube mir, deine Erfolgschancen stehen wesentlich besser, wenn du keine süßen Versuchungen im Haus hast. Räume daher deine Schränke aus und trenne dich von Limonaden, Marmelade, Fruchtjoghurt, Schokolade & Co. Wenn du es gleich richtig angehen möchtest, hebe auch nicht die Eierkuchenfertigmischung und die gezuckerte Salatsauce auf. Schau dir am besten die Zutatenlisten aller Fertigprodukte an, die du zu Hause hast.

Es gibt mehrere Möglichkeiten, das Zeug loszuwerden. Im einfachsten Fall kannst du alles in den Müll werfen bzw. die Getränke den Abfluss hinunterkippen. Ich weiß, Lebensmittel wirft man nicht weg. Aber vergiss nicht: Es handelt sich hier nicht um echte Lebensmittel, sondern um Industrieprodukte. Niemandem ist damit geholfen, wenn du dir noch schnell ein paar Liter Cola runterspülst, bevor du mit dem gesunden Leben beginnst. Keinem hungernden Kind auf der Welt geht es dadurch besser. Du ziehst nur dein eigenes Drama unnötig in die Länge. Außerdem werden ohnehin jeden Tag unzählige Mengen an Lebensmitteln weggeworfen, weil wir zu viel einkaufen und später verdorbene Lebensmittel wieder entsorgen. Das ist die Realität in unserer Überflussgesellschaft.

Wenn du es nicht übers Herz bringst Lebensmittel wegzuwerfen, dann sorge sofort für Alternativen. Verschenke die

Produkte unter Freunden, in der Verwandtschaft oder an die örtliche Tafel. Außerdem gibt es Verschenkgruppen bei Facebook, Schwarze Bretter, Kleinanzeigenportale und Foodsharing.de. Irgendwie wirst du deine süßen Versuchungen schon los. Es darf nur nicht zu lange dauern, sonst verlierst du deine Motivation und fällst in alte Muster zurück. Es ist wichtig, deinen Haushalt *schnell* sauber zu bekommen. Wenn dich diese Aufgabe lähmt, dann schmeiß das süße Zeug doch weg. Meinen Segen hast du. Ich kann mir vorstellen, dass du dich mit dem Gedanken des Ausmistens schwer tust. Vielleicht vertraust du dir selbst, dass du schon nicht zum Süßkram greifen wirst. Aber wenn du das könntest, würdest du dann dieses Buch lesen? Also, bitte miste aus!

2. Analysiere deine bisherigen Einkäufe

Deine Vorratsschränke auszumisten hat einen schönen Nebeneffekt: Du nimmst all die Produkte bewusst in die Hand, die du bisher konsumiert hast. Daran erkennst du deine Einkaufsgewohnheiten. Die musst du dir erst einmal vergegenwärtigen, denn Gewohnheiten laufen überwiegend unterbewusst ab. Es ist gut möglich, dass du spontan nicht genau weißt, was du alles kaufst, isst und trinkst. Erst wenn du darüber nachdenkst, kannst du zukünftig anders einkaufen. Anderenfalls würdest du aus Gewohnheit immer wieder den gleichen Kram in den Einkaufswagen legen. Schreibe all die ungesunden Produkte auf deine Anti-Zucker-Liste und kaufe sie beim nächsten Mal bewusst *nicht* mehr ein. Du solltest sie dir nicht einfach verbieten, sondern am besten zu der Überzeugung gelangen, dass das neue gesunde Gewohnheitstier in dir solche Dinge nicht mehr isst.

3. Kaufe bewusster ein

Deine alten Kaufgewohnheiten musst du durch neue ersetzen. Nur wenn du gute Alternativen findest, wirst du auf die bisher gekauften Lebensmittel dauerhaft verzichten können. Schließlich musst und sollst du weiterhin essen – und das auch lecker.

Da vieles neu sein wird, brauchst du in den nächsten Wochen mehr Zeit zum Einkaufen. Du sollst nicht gewohnheitsmäßig das alte Programm abspulen, sondern musst Entscheidungen treffen, die du schon lange nicht mehr getroffen hast. Du wirst Zeit benötigen, die Zutatenlisten ungewohnter Produkte zu studieren. Allein eine neue Müslisorte zu finden, kann einige Minuten in Anspruch nehmen. Die Supermarktregale sind voll mit Müslis, aber nur wenige sind zuckerarm.

Bei Produkten, die keine Nährwertangaben mit ausgewiesenem Zuckeranteil enthalten, achte immer darauf, an welcher Stelle auf der Zutatenliste der Zucker erwähnt wird. Steht Zucker an erster Stelle, ist von allen Zutaten am meisten Zucker enthalten. Steht Zucker am Ende der Liste, ist nicht viel drin. Grundsätzlich solltest du bei verarbeiteten Lebensmitteln auf die Länge der Zutatenliste achten. Je weniger Zutaten in einem Produkt enthalten sind, desto geringer ist der Grad der Verarbeitung und umso gesünder ist das Produkt für dich.

Am besten sind allerdings Lebensmittel, die gänzlich ohne Zutatenliste auskommen. Das sind die echten Lebensmittel, denn Obst oder Gemüse haben für gewöhnlich keine weiteren Zutaten. Ein Apfel ist ein Apfel. Im Idealfall sollte dein Einkaufskorb überwiegend in der Obst- und Gemüseabteilung gefüllt werden. So kannst du nichts falsch machen.

Die zuckerarme Umgebung

Nicht nur dein Haushalt beeinflusst dich in deinen Entscheidungen, sondern auch das räumliche Umfeld außerhalb deiner eigenen vier Wände. Holst du dir auf dem Weg zur Arbeit einen Vanilla & Toffee Nut Latte? Kommst du auf dem Bahnhof nicht am Snackautomaten vorbei? Gibt es in der Kantine jeden Tag ein süßes Dessert? Steht im Büro ein Teller mit Süßigkeiten? Kommst du auf deinem Heimweg an einer Eisdiele vorbei? Das sind alles verlockende Gelegenheiten, denen ich in meinem Arbeitsleben schon begegnet bin. Anfangs sollten sie eine Ausnahme sein, aber nach wenigen Malen wurden aus Gelegenheiten dauerhafte Gewohnheiten. Plötzlich wollte ich jeden Morgen einen süßen Kaffee, jeden Mittag ein Dessert und jeden Abend ein Eis. Es ist schwer aus diesen Routinen wieder auszubrechen. Auf der anderen Seite sind sie eben nur Routinen und die können wir ändern.

Mach dir bewusst, dass jede dieser Gewohnheiten an einen Auslöser gebunden ist. Wenn ich morgens an einem Coffee Shop vorbeispaziere, nachmittags am Eisladen und am Bahnhof neben einem Snackautomaten warte, führen diese Auslösereize dazu, dass ich schwach werde und meiner ungesunden Routine nachgehe. Wie du weißt, können wir in solchen Situationen drei Dinge tun:

1. Den Auslöser vermeiden: Ich könnte beispielsweise meinen Arbeitsweg ändern. Anstatt an der Eisdiele vorbeizulaufen und Lust auf ein Softeis zu bekommen, gehe ich lieber einen kleinen Umweg. Das muss noch nicht einmal mehr Zeit kosten. Zwar laufe ich etwas länger, doch ich vertrödele keine Zeit im Eisladen – und spare noch ungefähr 400 Kalorien. Um das Kantinendessert komme ich herum, indem ich woanders essen gehe. Dem Snackautomaten kann ich widerstehen, wenn ich am anderen Ende des Bahnsteigs warte bzw. einen anderen Aufgang nehme.

2. Die Routine ändern: Nicht immer lässt sich der Auslöser vermeiden. Dann bleibt dir nur, deine ungesunde Routine durch eine gesündere zu ersetzen. Anstatt eines Vanilla & Toffee Nut Latte könntest du einen einfachen Kaffee oder einen Tee (jeweils ungesüßt) wählen. Schließlich passt es nicht mehr zu dir, so ein süßes Getränk zu trinken. Im Büro könntest du immer einen gesunden Snack dabei haben, den du isst, wenn der Süßigkeitenteller zu verlockend wird.

3. Den Widerstand erhöhen: Meistens ist es zu leicht, etwas Süßes zu essen. Mach dir das Leben in diesen Momenten schwerer! Wenn du vorm Snackautomaten stehst und dir beim Anblick eines Schokoriegels das Wasser im Mund zusammenläuft, brauchst du Kleingeld. Dieses könntest du vorher schon tief in deiner Tasche verstauen, sodass du schlecht an das Geld herankommst. Falls du dir nicht vertraust, sortiere alle Münzen schon vorher aus und nimm nur Geldscheine mit. Beim Mittagsdessert kannst du den Widerstand erhöhen, indem du deinen Kollegen gegenüber ankündigst: „Heute esse ich mal kein Dessert." Dein Wort willst du später kaum noch brechen wollen.

Du siehst, es gibt meistens eine Lösung, auch wenn du manchmal kreativ werden musst. Bei all diesen Beispielen handelt es sich um Routinen, die du hinterfragen und ändern kannst. Sie sind nur dann unveränderlich, wenn du nie über sie nachdenkst.

Das soziale Umfeld

Die bisher genannten Tipps wirst du am leichtesten umsetzen können, wenn du nur dich selbst versorgen musst. Die größte Gestaltungsfreiheit hast du in einem Singlehaushalt, ohne für andere Menschen mitverantwortlich zu sein. Du kannst selbst entscheiden, was du ausmistest, was du einkaufst oder wie du deine Laufwege um die Eisdiele herum gestaltest. Mit einem Partner könnte es schwerer sein. Es kommt ganz darauf an, ob du sie bzw. ihn vom Sinn deines Vorhabens überzeugen kannst. Versuche bitte nicht, deinen Partner zu *überreden*. Das funktioniert nicht. Wer nicht ganz von deinen Ideen überzeugt ist, wird stets unglücklich mit deiner Veränderung sein, es vielleicht auch als Angriff auf sich selbst verstehen und versuchen dich zu sabotieren. Zieht stattdessen beide an einem Strang, denn gemeinsam ist alles leichter. Dein Partner sollte am besten den gleichen Lernprozess durchlaufen wie du. Lass ihn an deinen Erkenntnissen teilhaben, indem du mit ihm diskutierst, was du in diesem Buch, anderen Büchern und Blogs gelesen hast.

Außerhalb der eigenen Wohnung verbringen wir die meiste Zeit des Tages mit Kollegen. Je nachdem, welchen Beruf du ausübst, kann das sehr viel Zeit sein. Entsprechend stark beeinflussen diese Menschen unser Verhalten. Wenn deine Kollegen jeden Nachmittag ein Kaffeekränzchen mit Kuchen abhalten, wird es dir schwerfallen dich da auszuklinken. Ähnlich ist es beim Mittagessen: Wärmen alle nur ein Fertiggericht in der Mikrowelle auf, wirst du das wahrscheinlich ebenfalls tun.

Auch mit deinen Freunden verbringst du (hoffentlich) viel Zeit. Kann es sein, dass auch deren Gewohnheiten auf dich abfärben? Überlege mal, was ihr esst, wenn ihr zusammen seid. Wird frisch gekocht oder eine Tiefkühlpizza aufgewärmt? Gibt es Softdrinks, süße Snacks und Chips zum Fernsehabend?

An deinen Freunden und Kollegen wirst du kurzfristig wenig ändern können. Jedenfalls empfehle ich dir nicht, deine Freundschaften zu kündigen oder dir einen neuen Job zu suchen. Aber sei dir bewusst, dass sie dein Verhalten prägen. Bisher nimmst du an ihren Gewohnheiten vermutlich unbewusst teil. Mit dem Wissen darum kannst du versuchen dagegenzusteuern. Es liegt in deiner Hand den ersten Schritt zu gehen. So könntest du beispielsweise beim nächsten Fernsehabend gesunde Snacks (Gemüsesticks, Obst, Nüsse, Trockenfrüchte) auftischen oder im Büro eine Mitbringgemeinschaft bilden, in der jeder abwechselnd etwas selbst Gekochtes von zu Hause mitbringt. Darüber hinaus kannst du deine Freunde (und Kollegen) aktiv an deinem Veränderungsprozess teilhaben lassen. Auch sie solltest du nicht überreden, aber erzähle doch mal von deinem Vorhaben. Wahrscheinlich gibt es den einen oder anderen, dem auch schon aufgefallen ist, dass er seinen Zuckerkonsum reduzieren sollte.

Außerhalb der täglichen Routinen mag es in deinem Umfeld weitere zuckrige Versuchungen geben, wie Familienfeste und andere Feiern. Ich selbst optimiere an diesen Gelegenheiten nicht herum, denn es ist schwer, in solchen Situationen sein eigenes Ding zu machen. Sie kommen aber nicht oft vor, daher betrachte ich Feiern als bewusste Ausnahmen. Die Routinen in meinem Haushalt und auf meinen täglichen Wegen finde ich wichtiger, denn mit diesen verbringe ich die meiste Zeit. Folglich bemühe ich mich darum, meine eigene Wohnung frei von Versuchungen zu halten. Die Routinen im Zusammensein mit anderen Menschen ändere ich so, dass ich meinen Gewohnheiten nachgehe, ohne anderen auf die Füße zu treten.

Was tun bei Entzugserscheinungen?

Ich gehe fest davon aus, dass du ab sofort einige unserer Ideen umsetzen wirst. Vielleicht hast du schon damit begonnen. Ich gehe aber auch davon aus, dass die Umstellung nicht ganz unkompliziert über die Bühne geht. Wie du weißt, löst Zucker in vielen Menschen ein suchtähnliches Verhalten aus. Solange wir regelmäßig Zucker verzehren, bleibt ein konstantes Verlangen danach bestehen. Nicht nur *unmittelbar* nach einer Tafel Schokolade, sondern auch noch Tage und vielleicht Wochen später. Unser Körper will immer mehr Zucker und das lässt er uns in Form von Entzugserscheinungen spüren:

- In erster Linie macht sich Zuckerentzug durch das Verlangen nach etwas Süßem bemerkbar. Es muss kein Hunger sein, sondern einfach das Gefühl eine Süßigkeit zu *brauchen*.
- Auch Kopfschmerzen sind ein häufig auftretendes Symptom. Wenn der Kopf brummt, schießt mein Verlangen nach etwas Süßem durch die Decke. Ich habe schon viele Schokoriegel mit Kopfschmerzen gerechtfertigt.
- Häufig fühlen sich Menschen auf Zuckerentzug kraftlos und müde. Ich kenne dieses Symptom von zuckrigen Routinen wie dem Stück Kuchen am Nachmittag. Esse ich dieses regelmäßig, kann ich beinahe die Uhr danach stellen, wann ich schlapp und unzufrieden werde.
- Schlechte Laune ist ein weiteres Symptom bei Zuckerentzug. Kein Wunder, wenn man unter einem ständigen Verlangen, Kopfschmerzen und Müdigkeit leidet.

Das sind die typischen Symptome. Normalerweise geben wir ihnen nach und gönnen uns wieder etwas Süßes. Es ist ein endloser Kreislauf, aus dem wir jetzt ausbrechen wollen. Entscheidend ist, diese Anfangsphase zu überstehen, denn das Verlangen lässt bald nach.

Tipps zur Vorbeugung von Symptomen

Am liebsten würden wir diese Entzugserscheinungen vermeiden. Daher gehen meine ersten Tipps der Frage nach, wie wir unsere Ernährung so gestalten können, dass wir unter möglichst wenigen Symptomen leiden. Im Anschluss geht es darum, wie wir mit Symptomen umgehen, wenn sie trotz der Vorbeugung auftreten.

1. Wähle den passenden Schwierigkeitsgrad für dich: Ein häufiger Fehler bei Veränderungen ist sich zu viel zuzumuten. In der ersten Euphorie mag alles machbar erscheinen, doch sobald es damit vorbei ist, zehren wir allein von unserer Willenskraft. Das können wir nicht lange durchhalten. Beginne mit einem Schwierigkeitsgrad, der für dich realistisch ist! Steigern kannst du dich später immer noch.

2. Iss echtes Essen: Während des Entzugs ist es besonders wichtig, dass du deinen Körper gut mit Nährstoffen versorgst. Das bedeutet, regelmäßig zu essen, genug zu essen und frische Lebensmittel selbst zuzubereiten. Iss so viel Gemüse, wie du kannst, und auch am Obst kannst du dich bedienen. Kurzum: Iss echtes Essen! Versuche nicht so viele Kohlenhydrate zu essen, denn die steigern nur dein Verlangen nach Zucker und anderen einfachen Kohlenhydraten. Iss stattdessen lieber Proteine, die in vielen Gemüsesorten, Hülsenfrüchten sowie tierischen Produkten enthalten sind.

3. Verwende keine Süßstoffe: Künstliche Süßstoffe suggerieren deinem Körper etwas, das nicht da ist. Versuche nicht deinen Körper auszutricksen, indem du ihm süße Ersatzstoffe anstatt des Zuckers gibst. Du wirst dein Verlangen dadurch nur unnötig steigern.

4. Treibe Sport: Bewegung gibt dir den notwendigen Energiekick, wenn du müde bist. Das mag unlogisch klingen, doch wenn du dich kraftlos fühlst, hast du dich vorher selten körperlich verausgabt. Wahrscheinlich hast du nur falsch gegessen oder dir fehlt der Zucker oder du bist den Tag über so träge gewesen, dass dein Körper den Kreislauf herunterfährt. Außerdem setzt Sport Glücksgefühle frei, so wie du es sonst vom Zucker gewöhnt bist.

5. Schlafe ausreichend: Schlafe ausreichend, sodass du gut ausgeruht bist. Bei mir sind das etwa acht Stunden pro Tag. Je weniger du schläfst, desto höher ist dein Energiebedarf. Dann wirst du wahrscheinlich mehr essen und da Kohlenhydrate die wichtigste Energiequelle sind, verlangt dein Körper nach genau diesen. Außerdem ist deine Willenskraft größer, wenn du ausgeschlafen bist und von der kann man ja beim Zuckerentzug nicht genug haben!

6. Beseitige Ursachen für Frust: Häufig essen wir ungesunde Lebensmittel nicht, weil wir ein Verlangen danach haben, sondern weil wir gestresst, traurig oder einsam sind. Süßigkeiten sind unser Trost. Ich weiß, die Ursachen für solchen Frust lassen sich nicht im Handumdrehen beseitigen. Doch sei dir zunächst bewusst, dass du auch aus solchen Gründen isst. Arbeite an den Ursachen, dann verschwinden Symptome wie das Trostessen von alleine.

Tipps zum Umgang mit den Symptomen

Bei manchen Menschen reichen die vorbeugenden Maßnahmen bereits aus, um nicht unter den Symptomen zu leiden. Doch sehr wahrscheinlich ist das nicht. Vermutlich wirst du hin und wieder leichte Entzugserscheinungen spüren, auch wenn es nur ein kleines Verlangen nach Zucker ist. Die folgenden Dinge kannst du tun, um trotzdem standhaft zu bleiben:

1. Trinke viel Wasser: Das Verlangen nach einem Snack kannst du mit Wasser vorübergehend stillen. Damit könntest du schon bis zur nächsten Mahlzeit hinkommen. Mir geht es oft so, dass ich glaube Appetit zu haben, obwohl ich nur durstig bin. Wenn dich nach einer Süßigkeit gelüstet, trinke ein großes Glas Wasser und peppe den Geschmack mit Früchten auf. Alternativ kannst du auch ungesüßten Tee trinken. Abends gönne ich mir manchmal ein Glas Wein. Mir genügt es oft schon, an etwas nippen zu können.

2. Iss Obst: Obst kann deine Lust auf Süßes stillen. Du weißt ja: Zucker, der in echten Lebensmitteln gebunden ist, wird in unserem Körper besser verarbeitet. Früchte enthalten zudem eine Menge Nährstoffe, die der Körper benötigt. Anders als Süßigkeiten machen uns echte Lebensmittel nicht süchtig! Es gibt einige Früchte, die ich sehr gern esse, aber es gibt keine, bei denen ich nicht wieder aufhören könnte. Anstatt eines ganzen Stücks Obst kannst du dir aus den Früchten auch selbst gesunde Snacks zubereiten, wie Obstsalat, Fruchtjoghurt oder Früchtemüsli.

3. Bring süßes Essen außer Reichweite: Beseitige alle Süßigkeiten schon *bevor* du unter Entzugserscheinungen leidest. Wenn das Verlangen dann kommt, kannst du nicht sündigen. All die ungesunden Lebensmittel, auf die du verzichten möchtest, müssen so schwer wie möglich für dich zu erreichen sein. Wenn du sie nicht aus dem Haus verbannen möchtest, verstaue sie dort, wo du sie schlecht erreichen kannst oder friere sie ein. Ja, ich habe schon Süßigkeiten eingefroren. So kann ich sie nicht sofort essen, wenn ich das Verlangen spüre.

4. Mach etwas anderes, das dich glücklich macht: Zucker löst in unserem Gehirn eine Belohnungsreaktion aus. Er macht uns vorübergehend glücklich. Wie wäre es, wenn du stattdessen etwas machst, das dich ebenfalls glücklich macht? Somit erreichst du das gleiche Ziel und lenkst dich gleichzeitig von deinem Verlangen nach Zucker ab. Für mich bedeutet das ein lustiges Video anzuschauen, ein gutes Buch zu lesen, einen Text zu schreiben oder Freunde zu treffen. Finde heraus, was dich glücklich macht!

5. Entspanne dich bewusst: Hast du aufgrund des Entzugs bereits schlechte Laune oder fühlst dich gestresst? Dann versuche es mit den eben erwähnten Glückstreibern oder entspanne dich bewusst. Setze dich bequem hin, schließe die Augen und atme tief ein und aus. Nimm dir ein paar Minuten Zeit für diese kleine Entspannungsübung.

6. Halte bewusst aus: In verschiedenen Lebenslagen lässt uns der Körper hin und wieder ein Verlangen nach etwas spüren. Es muss nicht immer Zucker sein. Aber egal, was es ist: Das Verlangen verschwindet meistens nach 15 Minuten. Nimm dir bewusst diese Zeit. Wenn es nicht vorbeigeht, kannst du nach der Viertelstunde immer noch etwas naschen.

7. Dokumentiere deinen Erfolg: Schau auf deine Anti-Zucker-Checkliste, die du bei uns im Blog herunterladen, ausdrucken und täglich abhaken kannst. Wenn du mit der Zuckersucht kämpfst, motiviere dich mit dieser Liste. Du möchtest doch nicht deine Häkchenreihe reißen, oder? Das kann dich in einem schwachen Moment retten.

Das alles sind keine Wundermittel. So leicht lässt der Körper vom Zucker nicht ab. Dennoch hoffe ich, dass du mithilfe dieser Tipps einige Wochen durchhältst. Anschließend wird dein Verlangen nach Zucker deutlich sinken. Bei manchen Produkten wird es dir bald idiotisch vorkommen sie zu verzehren, obwohl du früher keinen Tag ohne sie auskamst. So geht es mir heute mit süßen Getränken. Ich komme gar nicht mehr auf die Idee eine Cola zu trinken.

Ohne das ständige Verlangen nach Zucker wird es dir auch in anderen Fragen der Ernährung leichter fallen die gesündere Option zu wählen. Doch wenn sich der Erfolg für dich nicht einstellt, verzage nicht! Schalte lieber einen Gang zurück und versuche dich an einem geringeren Schwierigkeitsgrad. Du musst dein eigenes Level finden, das für dich anspruchsvoll aber machbar ist.

Erlaube dir Ausnahmen (aber verschenke sie nicht)

Hast du bisher den Eindruck gewonnen, ich käme zuckerfrei durchs Leben und würde mich konsequent an meine eigenen Regeln halten? Das entspricht nicht der Wahrheit. Ich gönne mir Ausnahmen, von denen ich zwar weiß, dass sie ungesund sind, aber ich möchte nicht gänzlich auf sie verzichten. Keine Regel kommt ohne Ausnahmen aus. Du brauchst dir folglich nicht vorzunehmen, deine neuen Regeln strikt durchzuziehen. Im Zweifel hält dich das nur zurück, denn wenn du dir etwas für immer und ewig verbietest, macht dein Gehirn nicht mit. Es sträubt sich gegen diese Veränderung.

Selbst wenn du es für ein paar Tage durchziehst, wirst du früher oder später auf Verlockungen stoßen, denen du nicht widerstehen kannst. Manchmal ist es auch sozialverträglich etwas Süßes zu essen. Wenn meine Oma ihren 75-jährigen Geburtstag mit Kuchen und Torten feiert, möchte ich nicht stur an einer Karotte herumknabbern. Stattdessen erlaube ich mir diese Ausnahme, denn ich weiß, dass ich zumindest meinen Alltag gut im Griff habe – da sind Ausnahmen durchaus erlaubt. Mit dieser Strategie fahre ich sehr gut. Bist du allerdings jede Woche auf Familienbesuch, solltest du diese Regel vielleicht strenger auslegen.

Genauso erlaube ich mir Ausnahmen, wenn ich Freunde zum Essen einlade. Ein leckeres Dessert gehört für mich dazu und ist ein schöner Abschluss einer guten Mahlzeit. Ich investiere teilweise viel Arbeit in diese Desserts, indem ich sie aus frischen Lebensmitteln zubereite. Die Frische und die Arbeit lassen sie noch viel besser schmecken.

Folglich empfehle ich, dir bewusst Ausnahmen zu erlauben und sie als solche zu zelebrieren. Überlege dir, welche Art von Ausnahmen du zulassen möchtest. Eine Tafel Schokolade, ein Fruchtjoghurt oder ein Kuchen, die mich *nicht* total umhauen, sind für mich verschenkte Ausnahmen. Wenn ich mir etwas Süßes gönne, soll es mir richtig gut schmecken und nicht nur halb. Ungesund ist schließlich jede Süßigkeit, ob sie dir schmeckt oder nicht.

Achte auch darauf, dass aus einer süßen Ausnahme nicht eine süße Gewohnheit wird. Das geht ganz schnell. Ich unterliege auch immer wieder solchen Versuchungen. Seit ich Süßes aus meiner Wohnung verbannt habe, gehe ich manchmal zum Bäcker und kaufe mir ein Stück Kuchen. Wenn ich nicht aufpasse, wird aus *manchmal* bald jeden Tag. Wenn ich merke, dass es zu viel wird, arbeite ich mit etwas Willenskraft wieder dagegen oder vermeide den Gang zum Bäcker bewusst, indem ich Umwege gehe oder ihn zumindest nicht nachmittags aufsuche. Ausnahmen müssen etwas Bewusstes sein. Sobald du dir wie selbstverständlich eine Süßigkeit genehmigst, solltest du innehalten und diese Entwicklung hinterfragen. Nur wenn du dich *bewusst* dafür entscheidest, ist es noch eine Ausnahme und nicht schon die Regel.

Deine Anti-Zucker-Challenge

Vor einiger Zeit führten wir bei uns im Blog eine Anti-Zucker-Challenge durch. Obwohl Healthy Habits zu dem Zeitpunkt noch klein war, erregte die Challenge großes Aufsehen. Über Facebook nahmen mehr als 900 Menschen diese Herausforderung an. An dem hohen Zuspruch sahen wir, dass viele Menschen Zucker als ein Problem unserer Zeit erkannt haben. Ihnen ist bewusst, dass sie weniger Zucker konsumieren sollten, aber es fällt schwer den Anfang zu machen. Unsere Challenge war für sie ein guter Einstieg. Mit unseren Texten informierten wir die Teilnehmer über Zucker und wie man von ihm loskommt. An einem vorher angekündigten Tag gaben wir den Startschuss.

Wir wissen nicht, ob wirklich 900 Menschen an ihren zuckrigen Gewohnheiten gearbeitet haben. Vermutlich nicht. Aber wir haben einige Menschen dazu bewegt, die in der Zeit regelmäßig mit uns und miteinander kommunizierten. Sie alle konsumierten 30 Tage lang weniger Zucker und fühlten sich dabei richtig gut. Viele behielten ihre neuen Gewohnheiten auch nach der Challenge bei.

Mit dir möchten wir nun auch eine solche Challenge durchführen. Dich interessiert das Thema offenbar, sonst hättest du dieses Buch nicht gekauft und es nicht bis hierhin gelesen. Es wäre aber zu leicht, das Buch beiseitezulegen und alles weiter zu machen wie gehabt. Daher fordern wir dich zu deiner persönlichen Anti-Zucker-Challenge heraus. Wir möchten, dass du in den nächsten 30 Tagen deine Ernährung veränderst. 30 Tage sind die durchschnittliche Dauer, in der aus einer Veränderung eine neue Gewohnheit wird. Die Challenge bedeutet nicht, dass du komplett auf Zucker verzichten musst. Das wäre zu radikal und vermutlich knabberst du an der nächsten Schokolade, bevor der heutige Tag vorbei ist. Wir schlagen dir mehrere Schwierigkeitsgrade vor, aus denen du dir einen aussuchen kannst. Natürlich kannst du deine Challenge auch ganz individuell gestalten. Verstehe unsere Vorschläge als genau das: Vorschläge. In unserer Blog-Challenge gab es drei Schwierigkeitsgrade:

Regeln für Level 1

Verzichte auf Süßigkeiten! Das heißt, Schokolade, Schokoriegel, Kekse, Kuchen, Bonbons, Fruchtgummi, Eiscreme, Desserts und alles, was du selbst als Süßigkeit bezeichnen würdest.

Regeln für Level 2

Verzichte auf Süßigkeiten *und* zuckerhaltige Getränke. Das heißt, keine Limonaden, Energy Drinks, Frappuccinos, Eistees und Säfte. Auch in deinen Tee oder Kaffee schüttest du keinen Zucker. Trinke auch keine Diätgetränke. Eine mögliche Ausnahme können selbst gemachte Smoothies aus frischem Gemüse und Obst sein.

Regeln für Level 3

Verzichte auf Süßigkeiten, zuckerhaltige Getränke *sowie* anderen Süßkram, der sich in unseren Alltag einschleicht: Marmelade, Honig, Schokoaufstrich, Müsliriegel, gezuckertes Müsli, Cornflakes, Fruchtjoghurts, Ketchup etc.

Erfahrungsgemäß empfindet nicht jeder das erste Level als das leichteste. Manch einem fällt Level 2 schwer, anderen Level 3. Das hängt von deinen bisherigen Gewohnheiten ab. Wir haben uns bei diesen Schwierigkeitsgraden an uns selbst orientiert. Bewusst auf Süßigkeiten zu verzichten, war für uns der erste Schritt, dann kamen die Getränke und erst dann der unscheinbare Rest. Entscheide du, was für dich schwierig genug ist, um eine Herausforderung zu sein, aber noch leicht genug, um durchzuhalten. Gestalte dein eigenes Level und lege dich darauf fest, das für die nächsten 30 Tage durchzuziehen. Fang heute damit an!

Ein wichtiger Erfolgsfaktor unserer Challenge war, dass 900 Menschen an einem Strang zogen. Sie alle hatten das gleiche Ziel und luden teilweise ihre Freunde dazu ein, mitzumachen. Daher empfehlen wir dir, die Herausforderung nicht allein im stillen Kämmerlein anzunehmen. Involviere deine Familie und Freunde. Erzähle ihnen von deinen Plänen oder lade sie dazu ein, daran teilzunehmen. Wenn das nicht geht, schreibe uns eine E-Mail an zucker@healthyhabits.de, in der du uns wissen lässt, wie dein Plan für die nächsten 30 Tage aussieht. Wir lesen deine Nachricht in jedem Fall. Diese Verbindlichkeit uns gegenüber wird dir helfen, dich auch an schwachen Tagen zu motivieren. Glaube mir, gemeinsam ist alles leichter.

Übrigens, es ist wirklich in Ordnung nicht gleich ans Limit zu gehen, sondern mit einem einfachen Level zu beginnen. Es ist wichtig, dass du deine Challenge realistisch durchhalten kannst. Wenn sie dir zu leicht ist, kannst du zwischendrin immer noch eine Stufe höher gehen. Hast du 30 Tage geschafft, bin ich mir sicher, dass du die süßen Leckereien kaum vermissen wirst. Im Gegenteil: Du wirst wahrscheinlich motiviert sein, im nächsten Monat einen Gang höher zu schalten.

Doch selbst wenn du im Anschluss gleich die nächste Herausforderung annimmst, ist irgendwann auch die beste Challenge mal vorbei. Dann geht es darum, aus den 30-tägigen Veränderungen echte Gewohnheiten zu machen, die du ohne nachzudenken dauerhaft durchhältst. Dazu gehört, die Umstellungen noch einmal kritisch zu hinterfragen und ggf. nachzujustieren. Wenn du einzelne Veränderungen nur unter größter Selbstbeherrschung umsetzen kannst, wirst du damit langfristig nichts gewinnen können. Bequemlichkeit besiegt auf Dauer immer den Willen! Übernimm deshalb nur Veränderungen in deinen Alltag, zu denen du dich nach 30 Tagen nicht mehr zwingen musst. Für Umstellungen, die du zwar machbar findest, aber noch nicht verinnerlicht hast, überprüfe, ob du noch Anpassungen vornehmen kannst: Hast du dein Umfeld bereits mitgenommen? Gibt es noch Auslöser, die dich verführen wollen? Belohnst du dich mit deiner Routine? Hast du alle zuckrigen Lebensmittel aus deinem Haushalt verbannt? Hast du bereits Freunden von deinen Veränderungen erzählt? Hast du die Anti-Zucker-Checkliste heruntergeladen? All diese Dinge beeinflussen, ob du eine neue Gewohnheit langfristig durchhältst oder nicht. Erst wenn du das 1x1 der Gewohnheiten beherzigst, hast du eine gute Chance dein Verhalten langfristig zu ändern.

Wenn die Probleme tiefer liegen

Manche Menschen können zwar das 1x1 der Gewohnheiten verinnerlichen und sich vorübergehend mit Willenskraft bändigen, doch fallen irgendwann wieder zurück in alte Muster. In diesen Fällen liegen die Ursachen vielleicht tiefer, als du bisher angenommen hast. Wir essen nicht nur, weil wir Hunger haben. Wir verzehren nicht nur so viel Zucker, weil die Süße uns abhängig macht. Es gibt eine Reihe weniger offensichtlicher Gründe, weshalb wir essen. Dieser sollten wir uns bewusst sein, um sie vermeiden zu können. Wir essen z. B., weil

- uns langweilig ist,
- es gerade Zeit dafür ist,
- die anderen auch essen,
- wir (zu Kaffee und Kuchen) eingeladen worden sind,
- wir uns von der Arbeit abhalten wollen,
- wir traurig, einsam, besorgt, ängstlich oder frustriert sind,
- es uns körperlich schlecht geht.

Viele Menschen essen aus diesen Gründen. Ich kenne sie alle aus eigener Erfahrung. Ich greife zu Snacks, wenn ich nichts zu tun habe, es Zeit zum Essen ist, ich unangenehme Arbeit vor mir herschiebe, ich mich einsam fühle, verärgert bin oder wenn ich Kopfschmerzen habe. Das alles hat nichts mit Hunger zu tun. Die schnelle Lösung ist, in solchen Situationen die ungesunden Snacks durch gesündere Snacks zu ersetzen oder eine andere Kanalisierung zu finden. Aber bei so vielen Gelegenheiten zu essen, bekommt das nicht jeder hin. Zudem ist die Lösung nicht nachhaltig, da immer die Gefahr besteht, in alte Gewohnheiten zurückzufallen.

Einige dieser Probleme lassen sich noch schwerer beheben, als auf Zucker zu verzichten. Wie überwindet man Traurigkeit, Angst, Einsamkeit, Langeweile oder Aufschieberitis? Fragen, die ich in diesem Buch nicht klären kann, da diese Themen tief gehen. Es sind jedoch genau die Themen, mit denen wir uns bei Healthy Habits beschäftigen. Das machen wir nicht, um weniger Süßes zu essen, sondern um uns wohl mit uns selbst zu fühlen. Das ist eine große Aufgabe, die manchmal unlösbar scheint. Dennoch geht es voran, jeden Tag ein kleines Stück. Jeden Tag tun wir gute Dinge für uns selbst: Wir bereiten frische Lebensmittel zu, treiben Sport, der uns Spaß macht, entspannen uns bewusst, gehen an die frische Luft, schlafen gut, lesen Bücher, arbeiten an einem Herzensprojekt, treffen Freunde und lassen mal Fünfe gerade sein. Das alles sind Dinge, aus denen wir Lebensfreude ziehen und somit ein hervorragender Zuckerersatz.

Anti-Zucker-Kurs

Du bist nun am Ende dieses Buchs angelangt. Bevor du es zur Seite legst, möchte ich dir noch einen Tipp mit auf den Weg geben. Ich weiß, dass Menschen sich schwer damit tun, allein eine große Veränderung anzustoßen. Es ist sehr wahrscheinlich, dass du dieses Buch zur Seite legst und nicht viel änderst. Wir sind eben alle ein bisschen träge, das ist völlig normal.

Allerdings wollen wir es darauf nicht beruhen lassen. Daher haben wir einen E-Mail-Kurs entworfen, der dich dabei unterstützt vom Zucker loszukommen. Als Teilnehmer erhältst du einen Monat lang jeden Tag eine E-Mail von uns. Jede Nachricht ist eine Erinnerung an dich selbst, deine Ernährung zu verbessern. Manche E-Mails enthalten wichtiges Hintergrundwissen zum Thema Zucker, andere bieten praktische Tipps für den Alltag. Manchmal lassen wir dich mit Fotos an unserer Ernährung teilhaben. An einigen Tagen erhältst du Videobotschaften von uns. Jeden Tag eine neue Überraschung!

Hier findest du den Kurs: www.healthyhabits.de/zuckerfrei

Alle Teilnehmer erhalten „Ausgezuckert“ kostenlos als eBook dazu. Da du das Buch bereits gekauft hast, möchten wir dir einen Rabatt in Höhe des eBook-Kaufpreises anbieten. Mit dem Gutscheincode ZUCKER499 werden bei der Online-Buchung 4,99 Euro vom Kaufpreis abgezogen.

Hast du noch Fragen zum Kurs oder zu diesem Buch? Schreib uns eine E-Mail an zucker@healthyhabits.de.

Zuckerfreie Rezepte

Ich danke dir dafür, dass du dieses Buch bis zum Ende gelesen hast. Das heißt für mich, dass es vermutlich seinen Zweck erfüllt hat und du etwas mitnehmen konntest. Wenn du dieses Buch empfehlenswert findest, würdest du uns sehr damit helfen, wenn du es bei amazon.de bewertest. Rezensionen führen dazu, dass gute Bücher dort gelistet werden, wo sie hingehören, und zwar weit oben.

Es ist ganz leicht: Suche bei amazon nach dem Namen „Ausgezuckert“. Klicke auf das Buch und dann auf „Kundenrezension verfassen“. Schreibe in wenigen Sätzen, was dir an dem Buch gefällt (oder was nicht) oder wie es dir geholfen hat.

Als Dankeschön erhältst du unsere liebsten zuckerfreien Dessert-Rezepte. Nachdem du eine Rezension hinterlassen hast, schreibe bitte eine E-Mail an zucker@healthyhabits.de. Anschließend lassen wir dir unsere Rezepte zukommen. Wir danken dir schon einmal für deine Zeit, die du in eine Bewertung investierst. Du hilfst uns damit sehr.

Quellen

[1] Wansink, Brian: Essen ohne Sinn und Verstand
[2] Lustig, Robert: Sugar: The bitter Truth, https://www.youtube.com/watch?v=dBnniua6-oM
[3] Zentrum der Gesundheit: http://www.zentrum-der-gesundheit.de/fruchtzucker.html
[4] Fructose-Tabelle, http://www.nahrungsmittel-intoleranz.com/fruktoseintoleranz-informationen/fruktosegehalte-tabelle-alphabetisch.html
[5] Lustig, Robert: Fat Chance: The Hidden Truth About Sugar, Obesity and Disease
[6] Vorsicht vor Fructose: Fruchtzucker macht dick, NDR, http://www.ndr.de/ratgeber/gesundheit/Vorsicht-Fructose-Fruchtzucker-macht-dick,fruchtzucker106.html
[7] Lustig, Robert: Sugar: The bitter Truth, https://www.youtube.com/watch?v=dBnniua6-oM
[8] https://www.destatis.de/DE/PresseService/Presse/Pressemitteilungen/2014/11/PD14 386 239.html
[9] http://www.who.int/nutrition/publications/guidelines/sugar_intake_ information_note_en.pdf, S. 3
[10] Amann, Susanne: Unsere Lebensmittel – Wie viel Industrie vertragen wir? Ein SPIEGEL E-Book (Kindle Edition), 2014
[11] http://www.das-ist-drin.de
[12] Lustig, Robert: Sugar: The bitter Truth, https://www.youtube.com/watch?v=dBnniua6-oM
[13] Lustig, Robert: Fat Chance: The Hidden Truth About Sugar, Obesity and Disease
[14] http://www.spiegel.de/spiegel/print/d-87997205.html
[15] Lustig, Robert: Sugar: The bitter Truth, https://www.youtube.com/watch?v=dBnniua6-oM
[16] Lustig, Robert: Fat Chance: The Hidden Truth About Sugar, Obesity and Disease

18811059R00050

Printed in Poland
by Amazon Fulfillment
Poland Sp. z o.o., Wrocław